Stefan Goes

Zuhören – gelingende Kommunikation in systemischer Therapie und Beratung

VANDENHOECK & RUPRECHT

Bibliografische Information der Deutschen Nationalbibliothek:
Die Deutsche Nationalbibliothek verzeichnet diese Publikation in der Deutschen Nationalbibliografie; detaillierte bibliografische Daten sind im Internet über https://dnb.de abrufbar.

Koninklijke Brill BV umfasst die Imprints Brill, Brill Nijhoff, Brill Schöningh, Brill Fink, Brill mentis, Brill Wageningen Academic, Vandenhoeck & Ruprecht, Böhlau und V&R unipress.

Umschlagabbildung: Ergebe Farbraum © Erdmute Prautzsch
Abbildungen 2, 4–10, 12, 14–22: Stefan Goes

Satz: SchwabScantechnik, Göttingen
Druck und Bindung: CPI books, Leck
Printed in the EU

Vandenhoeck & Ruprecht Verlage | www.vandenhoeck-ruprecht-verlage.com
E-Mail: info@v-r.de

ISBN 978-3-525-40063-0 (print)
ISBN 978-3-647-40063-1 (digital) | ISBN 978-3-666-40063-6 (eLibrary)

V&R

»Vor allem bunt soll das Leben sein!«
Beate Rehschuh
Atem- und Körpertherapeutin
1940–1998

Inhalt

1 »Vereint ist fein gehört«: die Lingua-Systemische Methode

Ich weiß nicht, ob Sie wie ich zu den Menschen gehören, die in Fachbüchern Vorwörter oder einleitende Kapitel gerne überspringen. Für diese Herangehensweise spricht so einiges. Lassen Sie also Kapitel 1.1 gerne aus –, doch ab Kapitel 1.2 aufmerksam zu lesen, empfiehlt sich sehr, denn dort diskutiere ich die Annahmen und Überzeugungen, von denen dieses Buch ausgeht.

1.1 Ein Welpe im Minenfeld

Stellen Sie sich zur Zeit des letzten Jahrtausendwechsels ein Tech-Startup am Rande der Universitätsstadt Göttingen vor. Ein junger, selbst in den Gründungsjahren befindlicher Kommunikationsberater mit glattem Zopf und freundlichem Blick verlässt gerade ein Gespräch mit den beiden jungen, unternehmungslustigen Inhaber-Geschäftsführern und ihrem selbstbewussten Verkaufsleiter. Die im Gespräch zu klärende Frage war: Wie kann das Verkaufsteam nach der vor wenigen Tagen durchgeführten Methodenschulung zur Verkaufsgesprächsführung auch menschlich besser zusammenfinden? Antworten auf diese Frage wurden gefunden. Das Beratungsgespräch ist sehr gut verlaufen, die Klienten haben neue Orientierung für sich gewonnen und sind sehr zufrieden. Auf der Seite des Beraters hingegen herrscht Verwirrung: Er hat keine präzise Vorstellung davon, was gerade sein Beitrag zum Gesprächserfolg war. Und dieses Erlebnis hat er seit geraumer Zeit immer öfter – aus einem erfolgreichen Gespräch auf den Flur zu treten und nicht zu wissen, warum das gut gelaufen ist, worin sein Beitrag bestand. Die ersten, innerlichen Alarmglöckchen klingeln leise. Sehr verwirrend und etwas beunruhigend.

Im Rückblick liegen die Auslöser der Verstörung der hier genannten Situation ganz deutlich umrissen vor uns auf dem Tisch:

- Die Problemursache und die Macht zur Problemlösung waren nicht im Handlungsbereich der Seminarteilnehmer und des Trainers zu suchen gewesen. Nicht vorrangig in einer vielleicht ausbaufähigen kommunikativen Kompetenz der Vertriebsmitarbeiter, sondern in einer stärker bedarfsgerechten Führungsweise des Verkaufsleiters hatten die Chancen für mehr Verkaufserfolg gelegen.
- Im von den Seminarteilnehmern gewünschten Auswertungsgespräch auf Leitungsebene war der Kommunikationstrainer nach der Berichtsphase aus der Trainerrolle in die Beraterrolle gewechselt, ohne hierfür geschult und explizit vorbereitet gewesen zu sein. Diese Rolle füllte er aufgrund seiner Persönlichkeit und seiner kommunikativen Fähigkeiten gut aus – aber eben nicht ausgebildet, nicht gut vorbereitet, nicht situativ perfekt reflektiert.

Hier hatte ein soziales System, bestehend aus Geschäftsführern, Vertriebsleiter und Kommunikationstrainer, gemeinschaftlich und ohne explizite Beauftragung einem Mitglied eine neue Rolle anvertraut: Ein Experte für Sachkomplex »A« wurde als Experte für Sachkomplex »B« zurate gezogen und handelte entsprechend, ohne dass die nötige Expertise vorhanden gewesen wäre, und ohne dass dies einem der Beteiligten aufgefallen wäre. Zumindest hat das niemand angesprochen. Diese und ähnliche Situationen führten während der Berufsausübung des jungen Kollegen nie zu unschönen Konsequenzen, ganz im Gegenteil: Der Trainer-Berater wurde gerne weiterempfohlen und ging auch an anderen Orten mit ähnlichem Erfolg frisch ans Werk. Dies ist nichts Besonderes, es entspricht dem Lernprozess vieler Berufsanfänger. Bloß hätten im Beratungskontext keine Glöckchen bimmeln dürfen, sondern Glocken schrillen müssen. Im Beratungskontext gleicht eine solche Arbeitsweise dem tapsigen Durchhoppeln eines Minenfeldes. Diese Erkenntnis ereilte auch unseren jungen Freund und er beschloss: »Ich brauche dringend eine Weiterbildung zum Coach!«

1.2 Unwissentlich systemisch

Sie werden es sich schon gedacht haben: Der junge Kommunikationstrainer und De-facto-Berater war natürlich ich. Mit meiner Promotionsurkunde der Georg-August-Universität zu Göttingen in der Tasche[1] hatte ich vor einigen Jahren die Hochschule verlassen, um mein Glück in der Wirtschaft zu suchen. Während der Dissertationszeit hatte ich neben meiner eigentlichen Arbeit in Forschung, Lehre (in kleinster Dosierung) und Beratung von Studierenden bereits begonnen, für eine große, internationale Umweltschutzorganisation Kommunikationstrainings für Ehrenamtler durchzuführen. Ermuntert durch den Zuspruch hatte ich den Schritt in die Selbstständigkeit gewagt. Auf Grundlage meiner Forschungsergebnisse aus der Angewandten Sprachwissenschaft bot ich Trainings an, die den handwerklichen, funktionalen Charakter der Sprache in den Mittelpunkt stellten. Das kam gut an.

Und jetzt, als ich bemerkt hatte, dass es höchste Zeit zum Innehalten und Orientieren war, tat ich, was zu tun war: Ich recherchierte, verglich die Weiterbildungsangebote – und verzweifelte: Vieles sprach mich an, ohne dass ich beurteilen konnte, ob es zu mir und meinen Bedürfnissen passen würde, von wenigem hatte ich bislang gehört, und für nichts konnte ich mich entscheiden. Die Vielzahl der unterschiedlichen theoretischen und methodischen Ansätze machte es mir zu schwer. Aber letztlich war es dann doch sehr einfach.

Ein erfahrener Kollege, mit dem ich zu der Zeit viel gemeinsam arbeitete, erwiderte schmunzelnd auf meine Bitte um Orientierung: »Mach' doch eine systemische Ausbildung – so arbeitest du eh schon!« Ach so. Na klar. Systemisch? Noch nie gehört. Aber bei näherer Beschäftigung mit den Grundlagen der Systemtheorie und der daraus abgeleiteten Methodik wurde mir deutlich, dass dieser Ansatz sehr gut zu meiner Art, auf das Leben zuzugehen, passt.

Ich entschied mich dann für eine zweijährige, berufsbegleitende Weiterbildung am Institut für Systemische Studien in Hamburg. Und es sollte eine holprige Reise werden. Aber bevor ich Sie einlade, mir beim Rattern über die Buckel und durch die Schlaglöcher dieser Straße ins Neue zuzusehen, vielleicht zuerst einige Worte zum »Erstkontakt« mit der für mich neuen Theorie- und Methodenwelt.

---

1 Eine empirische Arbeit zum diskursiven Umgang mit von Hörer-Erwartungen abweichenden Äußerungen (Goes, 2001).

Schon in den ersten Wochen der Ausbildung sprachen mich die folgenden, uns als grundsätzlich vermittelten Ideen an:[2]

1. »Alles Gesagte wird von einem Beobachter gesagt.« In diesen Satz von Humberto Maturana musste ich mich erst einmal hineindenken, aber dann fiel mir auf, dass diese Feststellung 1:1 zu meinen Forschungsergebnissen passte und vor allem den Forschungsergebnissen der Angewandten Linguistik seit den 1960ern. Wir äußern uns nicht unabhängig von unserer Außenwelt und wir tun dies immer nur aus unserer Innenwelt heraus, die durch äußere Eindrücke, also »Beobachtung«, maßgeblich geformt wird.[3]
2. »Ein Beobachter ist ein Lebewesen ›in Sprache‹ (linguierend).« Mit diesem Satz von Humberto Maturana war es um mich als Sprachwissenschaftler geschehen.[4] Genauso, wie wir keine Körper *haben,* sondern Körper *sind,* existieren wir *in* Sprache, statt sie nur zu *benutzen.* Diese Vorstellung ist zentral für den Inhalt des gesamten Buches, das Sie gerade in den Händen halten. Wir werden uns fortwährend damit befassen.
3. »Alles Gesagte ist Unterscheiden ›in Sprache‹ zwischen Beobachtern.« Genau. Und deshalb ist auch jede sprachliche Äußerung zwischen gegenseitig das Kommunikationsgeschehen ›beobachtenden‹ Kommunikationspartnern Subjekt von Interpretation und Verhandlung über deren Bedeutung (»Das Ei ist hart!«). Mit diesem Sachverhalt werden wir uns vornehmlich in den Kapiteln 2 und 3 beschäftigen.
4. »Daraus ergeben sich Realitäten (Multiversa) als kommunikative Wirklichkeit.« In dieser Erkenntnis liegt ein wahrer Goldschatz für Berater, Coaches und Therapeutinnen, die zu guten Lösungen gelangen möchten und es zugleich sich und ihren Klienten leicht machen wollen.[5] Jeder Mensch denkt, fühlt und handelt aus seiner eigenen Welt heraus, meist in der vollkommen irrigen Annahme, dass das Gegenüber dieselbe Welt sein Eigen nenne. Viel-

---

2 Institut für Systemische Studien, Seminarmaterial 2005 auf Grundlage von Ideen von Kurt Ludewig, wird inhaltlich so noch unterrichtet.

3 Dazu auch überblicksweise gut zusammengefasst von Tom Levold (2023, S. 58 ff.) der von mir sehr geschätzte Ansatz des radikalen Konstruktivismus. Ich werde auch im Weiteren häufiger aus Levold und Wirsching (2023) »Systemische Therapie und Beratung – das große Lehrbuch« zitieren, weil es den Nicht- und Neu-Systemikern eine gute Orientierung bietet, und den erfahrenen Systemikern eine Gelegenheit gibt, ihre Ideen über Systemische Therapie oder Beratung »auf Null zu setzen« und vielleicht auch noch einmal rechts und links zu schauen, was ihnen eventuell neu sein könnte.

4 Dazu auch überblicksweise eine gute Darstellung des Ansatzes von Maturana in Ludewig (2023, S. 61–64).

5 Dies ist nicht der letzte Satz in diesem Buch, in dem ich das Maskulinum verwende, doch im Folgenden wechsele ich frei zwischen der männlichen und weiblichen Form.

mehr existieren wir in unendlich vielen Parallelwelten. Wirklichkeit ist, wie wir wissen, ein Konstrukt.

Diese Idee findet sich ja schon in den philosophischen Diskursen der Antike, sie wird von Philosophen der neueren Zeit wie Descartes, Leibniz, Schopenhauer oder Wittgenstein aufgenommen und findet sich schließlich wieder in den Annahmen des radikalen Konstruktivismus, etwa bei Umberto Maturana (z. B. Maturana u. Pörksen, 2002) oder Heinz von Foerster (von Foerster u. Pörksen, 2004). Die zentrale, wiederkehrende Frage ist: Wer kann beweisen, dass das, was wir wahrnehmen, tatsächlich existiert? Und die ehrliche Antwort muss sein: Niemand kann das. Sie etwa können nicht beweisen, dass es das Buch, das Sie gerade lesen, gibt. Wie denn auch? Sie können ja nicht einmal beweisen, dass es Sie selbst gibt.[6] Dieser Ansatz ist für den beraterischen Alltag vielleicht etwas radikal oder ganz im Gegensatz die zentrale Leitidee Ihres beruflichen Selbstverständnisses und somit vielleicht für Sie sogar fast banal. Hierzu mehr in Kapitel 2.

5. »Ein System ist demnach eine durch einen Beobachter ›in Sprache‹ mit einem anderen Beobachter durch Unterscheidung hervorgebrachte, zusammengesetzte Einheit.« Diese Idee ist die logische Konsequenz aus den vorherigen. Und wir werden immer wieder darauf zu sprechen kommen, sobald es um die *gemeinschaftliche* Leistung der Verständigung im Dialog mit den Klientinnen geht.
6. »Systemisch bezeichnet einen erkennenden Umgang, der sich mit dadurch hervorgebrachten Systemen befasst.« Diese Definition ist besonders bedeutsam für ein Buch, in dem es um das Zuhören geht. Es stellen sich sofort diese Fragen: Was ist *Erkennen?* Wie geht das? Geht das überhaupt oder dürfen wir nur vom Versuch des Erkennens und Verstehens sprechen? Hierauf werden wir noch zu sprechen kommen.

   Konsequent und eindrücklich abgebildet finde ich diesen zirkulären Gedankengang im Mitgliedskonzept von Kurt Ludewig (siehe Abbildung 1, aktuelle Fassung in Ludewig, 2021, S. 49):

6 Hierzu empfehle ich wärmstens die Lektüre von Gerhard Roth (1994): »Das Gehirn und seine Wirklichkeit«, insbesondere Kapitel 6, 11, 13 und 14.

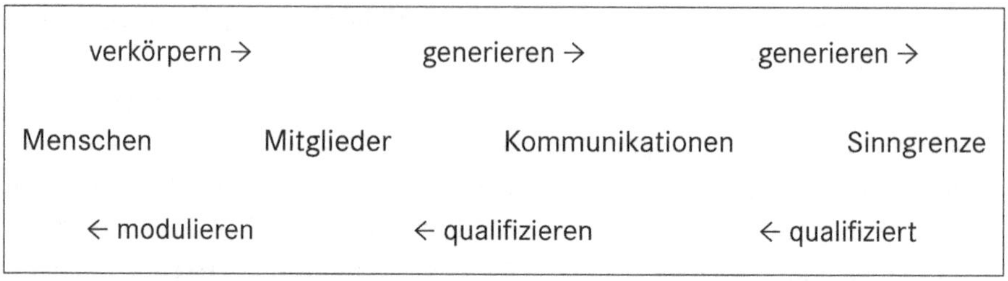

Abbildung 1: Modell eines sozialen Systems nach Kurt Ludewig (2021, S. 49)

Förmlich genial finde ich die Idee, dass nicht Menschen miteinander kommunizieren, sondern die von ihnen verkörperten Mitglieder eines sozialen Systems. Ludewig definiert dieses »Mitglied« so:

»›Mitglied‹ steht nicht für Menschen, sondern für eine sozial konstituierte Einheit. Mitglieder sind als rekursive ›Operatoren‹ aufzufassen, die den Kommunikationsprozess prägen und festigen. Sie emergieren aus der Kommunikation und verändern sich fortwährend, selbst wenn sie ›trivialisiert‹ erscheinen. Mitglieder sind auf sich selbst zurückwirkende, ›nicht-triviale Operatoren‹ im Sinne von Foersters und bestehen, solange der von ihnen konstituierte Prozess anhält« (Ludewig, 1997, S. 110).

Die Unterscheidung zwischen Mensch und Mitglied ermöglicht uns, ein bestimmtes Handeln nicht dem (biologischen) Menschen zuordnen zu müssen, sondern dieses Handeln ausgehend von einer durch diesen erzeugten, sozialen Einheit verstehen zu dürfen.[7] Auf diese Weise können wir Kommunikation und konkretes Handeln unabhängig von diesem vor uns sitzenden Menschen besprechen und so auch eine Distanz herstellen zwischen den »Mitgliedern« des sozialen Systems, über das wir mit unserem Klienten gerade sprechen, und den biologischen Einheiten, an die er gerade denkt und denen gegenüber er bestimmte Gefühle hegt. Darüber hinaus wird ein Mensch nie in seinem Handeln und Tun allein für sich betrachtet, sondern ausschließlich im Kontext seiner Interaktion mit anderen Menschen. Dieser Ansatz geht weit hinaus über am Menschen selbst verankerte Konzepte wie etwa das »Impression Management« von Erving Goffman (1959/1990), also das gegenseitige Anbieten bestimmter

7 Hierzu vertiefend – oder beginnend – empfiehlt sich eines der interessantesten Werke des Sozialkonstruktivismus: Berger u. Luckmann (1966).

Eindrücke aus bestimmten sozialen Rollen heraus, an das auch Niklas Luhmann anknüpfte[8]. Ludewig erklärt:

»Mitglieder tragen die soziale Kommunikation. Ein Beobachter kann die Struktur kommunikativer Prozesse nachvollziehen, indem er die Operationen der Mitglieder verfolgt und beschreibt. Hier liegt der Vorteil des Konzepts für die klinische Theorie: Es erlaubt, zwischen Mensch, Mitglied und Rolle zu unterscheiden. Während ›Mensch‹ ein Lebewesen bezeichnet und sich schon dadurch vom sozialen Operator ›Mitglied‹ unterscheidet, enthält ›Rolle‹ ein verallgemeinertes Programm für die Ausführung einer Klasse von Mitgliedschaften (der Polizist, die Hausfrau). Dadurch lassen sich Begriffe wie Beobachtung, Erwartungen, Sinnverarbeitung operational deuten, ohne dass der Therapeut zwischen Kommunikation und dem undurchschaubaren Individuum vermitteln müsste« (Ludewig, 1997, S. 111).

Er präzisiert das Mitgliedskonzept in Abgrenzung zu Tom Levolds Personenbegriff folgendermaßen:

»Um die vielfältigen Interpretationen des Personenkonzepts zu vermeiden, bot es sich an, eine sonst kaum verwendete Bezeichnung zu wählen: das ›Mitglied‹. Dieses bezeichnet als ›Glied‹ ein Element von einem Zusammenhang und kraft des Präfixes ›mit‹ die Zugehörigkeit zu einer Mehrzahl. Ein Mit-Glied ist zunächst ein formaler, inhaltsleerer Begriff, der nur im Zusammenhang mit einem spezifischen System erkennbar und beschreibbar ist. Darin erkenne ich seine semantische Brauchbarkeit. Das Konzept Person hingegen eignet sich dafür, Individuen als Ganzheiten zu bezeichnen, und zwar unabhängig davon, in welchem Zusammenhang sie auftreten. Während das Mitglied ein rein flüchtiger operationaler Begriff ist, der auf die aktuell in sozialen Prozessen Handelnden Bezug nimmt, weist die Person als synthetischer und zeitstabiler Begriff auf inhaltliche Aspekte hin und erfüllt die Aufgabe, die vielfältigen Operationalitäten aus der Vergangenheit eines Menschen im Hinblick auf bestimmte Zwecke zu bündeln und dadurch eine gewisse Vorhersage über sein künftiges Verhalten zu ermöglichen. Gerade durch diese Funktionalität als synthetischer Begriff bietet die Person die notwendige Konstanz und Kontinuität an, um die Operationen von Mitgliedern zu orientieren und einzuschränken« (Ludewig, 2011, S. 230).

---

8 Zum Einlesen: Luhmann (2004) und (2005).

Ich fasse pointierend zusammen:

1. Menschen existieren denkend, fühlend und handelnd in Sprache.
2. Vermittels Sprache treten sie miteinander in Kontakt und verhandeln die unendlich vielfältige, parallel existierende Anzahl von Wirklichkeiten.
3. Diese Interaktion und deren (flüchtiges) Produkt bildet sich in sozialen Systemen ab, also etwa einem Beratungsgespräch zwischen Klient und Beraterin.
4. Bei der Betrachtung dieser Interaktion und auf der gemeinschaftlichen Suche nach Lösungen unterscheiden wir zwischen (biologisch existierenden) Menschen, (sozial entstehenden) Mitgliedern und (möglichen) sozialen Rollen.

Sie können sich bestimmt vorstellen, dass ich bereits in den ersten Wochen der Weiterbildung die staunende Entdeckungsreise in die »neue« systemische Welt in Abgleich mit der mir so vertrauten »alten« Welt der Linguistik brachte. Für mich fand zusammen, was zusammengehört, die bislang sperrig zwischen den Fingern klemmenden Bestandteile eines noch nicht zu Ende gedachten Gedankenkonstrukts fügten sich plötzlich mit leichter Bewegung ineinander.[9] In den folgenden Monaten reifte die Idee zur methodischen Verbindung von sprachwissenschaftlichen und systemischen Methoden heran. Den gesamten Weg vom rein sprachwissenschaftlichen Ansatz hin zu einer organischen Verbindung aus Linguistik und Systemtheorie/systemischer Methodik habe ich in Goes (2017) skizziert. Hier nur so viel:

- Der systemische Ansatz erlaubt, ermuntert oder erfordert, den Blick zu weiten und nach Einflussgrößen menschlicher und nichtmenschlicher Natur sowie deren Verwobenheiten zu suchen, die das Erkennen erleichtern. Der umfängliche Methodenschatz bietet eine Vielzahl an Möglichkeiten der konstruktiven Erkundung.
- Das Wissen um die Funktionsweise der Sprache – und hier insbesondere die Erkenntnisse der Angewandten Sprachwissenschaft – erlaubt, vollkommen sachlich, fokussiert und zugleich feinsinnig zuzuhören.
- Vereint angewandt entfalten beide Ansätze ihr eigentliches Potenzial: Die systemische Methodik unterstützt die sprachwissenschaftliche Methodik dabei, auf die richtigen und vielfach verborgenen Redebestandteile zu achten. Dies gilt selbstverständlich für die Wahrnehmung der Äußerung der Klienten, aber auch für die Wahrnehmung und Reflexion der eigenen Sprachhandlungen. Die Sprachwissenschaft ihrerseits unterstützt das systemische

9 Damals hat mich der Artikel von Ludewig (1987a) sehr berührt. Wenn Sie ihn noch nicht kennen, wollen Sie ihn eventuell auch lesen. Ludewig schildert sehr anschaulich den Ursprung und das Werden der systemischen Therapie, wie er sie versteht, und bietet sehr hilfreiche Leitsätze zur Orientierung in der Rolle des Therapeuten.

Erkunden darin, ein Vielfaches dessen zu hören, was sonst unsere Wahrnehmungsschwelle nicht überwindet, oder was durch unsere kognitiven und emotionalen Filter aussortiert wird.
- Das feine Wahrnehmen und Erkunden der Partnerwelt mit systemischen und linguistischen Mitteln erlaubt uns, mit empathisch wie sachlich daraus abgeleiteten Sprachhandlungen viel detaillierter und wirksamer unserem jeweiligen Auftrag gerecht zu werden.

Hierzu gleich mehr. Jetzt aber vorerst zurück zu Schrödingers Berater auf der Holperstrecke.

1.3 Schrödingers Berater: zugleich gut und nicht gut

In den zwei Lehrjahren lernte und verstand ich, dass ich als Trainer/Berater gleichzeitig gut und nicht gut handelte. Lassen Sie mich verdeutlichen, was ich meine:

1.3.1 Der gute Berater

- Meine Grundhaltung war zugewandt, interessiert, ressourcenorientiert. Ich erinnere mich an meine ersten Aufträge in Technologieunternehmen, bei denen ich mich hätte zwingen müssen, anders zu sein. Das war für mich wie im Schlaraffenland, wie in der »Sendung mit der Maus«. Wobei mich am Prozessualen, Technischen vor allem die sozialen und kommunikativen Aspekte interessierten.
- Wenn ich etwas nicht verstand, fragte ich nach. In den ersten Jahren nach Gründung waren ja fast alle Branchen Neuland für mich. Messtechnik. Finanzbehörde. Informationstechnologie. Bürobedarfsfabrik. Tischlerei. Das unvoreingenommene, verständnissuchende Fragen wurde mir zur zweiten Natur.
- Ich versuchte, im Gespräch mit den Klienten den Dingen auf den Grund zu gehen – ähnlich wie ein Ingenieur oder Feinmechaniker, der eine Funktionsweise oder ein Problem verstehen möchte, indem er es geduldig prüft und gegebenenfalls zerlegt. Diese Vorgehensweise hatte ich mir in praktischen Dingen von meinem Vater abgeschaut und später während des Studiums und der Forschung auf geistige Problemstellungen übertragen. Gerade, wenn

man mit Führungskräften oder Experten über deren Probleme und Anliegen spricht, ist das beharrliche und auch durchaus kritische, herausfordernde Fragen oft die einzige Möglichkeit, mit ihnen voranzukommen – denn in der Regel stehen sie sich mit ihrer Fach- und Methodenkompetenz in bestimmten Dingen selbst im Weg.

- Ich war geschätzt für meine klare, präzise Sprache in Rückmeldung und Anleitung. Nachdem ich in den Norden gezogen war, hatte ich schnell auch Schiffsfinanzierer und Reedereien als Kunden. Der Ton dort entsprach meist einem erfrischenden Ostwind eines Mecklenburger Hochdruckgebiets, aber wenn es kritisch wurde, konnten sie auch »südwesterlich« sprechen, also mit Sturm und Regen. Ich selbst kam mit meiner frischen Nord-West-Wind-Sprache recht gut an: Klare und deutliche Ansagen gepaart mit Freundlichkeit und Frische (aber siehe auch unten die Negativliste!).
- Flexibel bot ich zum richtigen Zeitpunkt an, was die Klientinnen brauchten. Das Gute an Gründern ist ja, dass sie gleichermaßen abenteuerlustig und bereit sind. Der Kalender ist in den Anfangsjahren mit so großen Lücken bestückt, dass man sich gut angewöhnen kann, spontan und kundenorientiert auf Kundenwünsche einzugehen. Für den Kunden hat das den zusätzlichen Vorteil, dass Probleme und Lösungswünsche noch ganz frisch sind, wenn man zur Tür hineinkommt. Übertragen auf jede Gesprächssituation bedeutet das, ganz bei der Klientin zu sein, sich von keinem Gedanken oder Impuls ablenken zu lassen, den Moment intensiv wahrzunehmen und zu nutzen.
- Meine Kunden empfahlen mich weiter, weil sie mit dem Ergebnis zufrieden waren.

1.3.2 Der schlechte Berater

- Die Expertenrolle des Kommunikationstrainers samt Aufgaben, Rechten und Pflichten nahm ich auch in den Kontext der begleitenden Beratung mit. Sie erinnern sich: In den ersten Jahren war ich fast ausschließlich als Kommunikationstrainer tätig, bevor ich zunehmend in beraterische Kontexte geriet. Und natürlich braucht man ein Weilchen, bis man versteht und verinnerlicht, dass eine gute Beratung (und auf jeden Fall ein gutes Coaching), einen guten Rat vorwiegend in Form eines reflektierenden Schweigens, einer präzisen Frage, in der Wiederholung des vermeintlich Verstandenen anbietet.
- Zu häufig dachte ich, ich hätte verstanden, und wunderte mich, weshalb wir keine Fortschritte machten, oder weswegen Aufträge einen ganz anderen Verlauf nahmen als gedacht. So erinnere ich mich noch sehr deutlich und mit

Unbehagen an den Auftrag des damals größten deutschen Herstellers von Telefonen, die Bedienungsanleitung eines neuen Mobiltelefons auf Anwenderfreundlichkeit hin zu untersuchen. Erst weit im Projektverlauf verstand ich, dass ich nicht wie zuvor gebucht worden war, um ein Redaktionsteam zu unterstützen, sondern um den (zugegebenermaßen recht überforderten) Redakteuren einen der letzten Nägel in den Sarg zu hämmern – meine Stellungnahme wurde als Begründung verwendet, das Team erheblich »umzubauen«. Seitdem bin ich aufmerksamer während der Auftragsklärung.

- Je weniger der Klient weiterwusste, desto mehr strengte ich mich an: mehr Ideen, mehr Beispiele, mehr »Überzeugungsarbeit«, statt besser verstehen zu wollen. Ich erkannte die Grenzen meiner eigenen Wirksamkeit nicht oder vielleicht akzeptierte ich sie auch nicht. Kurz vor Beginn meiner Weiterbildung zum Systemischen Berater überwog der beraterische Anteil meiner Arbeit im Jahresdurchschnitt, und ich war oft konfrontiert mit Klienten, die kognitiv und bewusst ein Anliegen formulierten, und emotional und unbewusst einen widersprüchlichen Wunsch hegten – meist zur Melodie des den Älteren unter uns sattsam vertrauten Werbejingles für eine Lebensmittelmarke: »Ich will so bleiben wie ich bin – du darfst!«. Ach, hätte ich doch besser hingehört, ich wäre ihnen und mir auf die Schliche gekommen.
- In meiner sachlich-ingenieurhaften Art übersah ich gelegentlich die emotionalen Bedürfnisse meiner Klientinnen, bzw. deren vornehmlich aus der Gefühlswelt erwachsenden Motive. Meine klare Sprache war nicht nur klar, sondern gelegentlich auch ungewollt direkt. Zu oft sah ich Sachverhalte schwarz-weiß, absolut, statt die Schattierungen zu sehen und zu akzeptieren, und das Sowohl-als-auch willkommen zu heißen. Dieses – ich möchte sagen – Verhalten war meine recht unreflektierte zweite Natur bis in meine Weiterbildung hinein. Ich kann mich noch gut an das Befremden meiner mitlernenden Psychotherapeutinnen, Sozialarbeiter und Pastorinnen erinnern, mit dem sie auf meine im kantigen Indikativ formulierten Setzungen reagierten. Es kulminierte im ironischerweise ebenfalls im Indikativ formulierten Gesprächsangebot »Du, wir müssen reden ...«

Sie sehen: Es war höchste Zeit gewesen, innezuhalten, zu reflektieren und etwas Neues zu lernen.

1.4 Geliebter Feind Erfahrungsschatz

Zwanzig Jahre später scheint nun alles in Ordnung zu sein. Selbst komplexe, sehr herausfordernde Aufträge bringen mich nicht aus der Ruhe. Die Gespräche fühlen sich leicht an, die Kunden sind zufrieden. So soll es sein. Doch stopp! So ganz stimmt es leider nicht: Viel zu oft gleite ich nicht dahin wie der Surfer auf meinem Lieblingsbild des Zürchers Ressourcenmodells (Krause u. Storch, 2016), sondern quäle mich durch ein Gespräch wie ein vor einen Pflug gespannter Ackergaul durch nassen, lehmigen Boden. Doch nicht nur das. Nach wie vor und für meinen Geschmack zu häufig gelangen die Klientin und ich nicht nur mühsam zum Ergebnis, sondern Gesprächsverlauf oder Gesprächsergebnis sind nicht so gut, wie sie sein sollten. Wie kann das passieren?

Selbstverständlich habe ich nachgedacht, mit meinem Supervisor gesprochen und mich mit Kollegen ausgetauscht. Zu meiner Erleichterung waren weder Supervisor noch Kolleginnen erstaunt: Meine Irritation war ihnen nicht fremd. Aus den vielen Gesprächen leite ich für die weitere Diskussion diese drei Thesen ab:

THESE 1:

> Wir »verpassen« wertvolle Hinweise im Gespräch, weil wir nicht richtig zuhören, weil wir so gute Zuhörer sind.

Lassen Sie mich erklären, wie ich das meine: Für uns alle, ob Berater, Coach oder Therapeutin, ob Anfänger, Erfahrene, Systemikerin oder Nicht-Systemiker, ist das aufmerksame Zuhören eine der zentralen Fertigkeiten zur Ausübung unserer Profession.

Wenn wir neu im Beruf sind, kann es geschehen, dass wir nicht die richtigen Fragen stellen oder uns zu stark an bestimmten, frisch gelernten Vorgehensweisen orientieren. Wenn wir erfahren im Beruf sind, sind wir erwartungsgemäß so feinfühlig und methodisch versiert, dass diese Kunstfertigkeit zu unserem blinden Fleck geworden sein kann und wir auf diese Weise wichtige Hinweise übersehen. Oder, das dürfen wir nicht ausschließen, wir sind durch die Vielzahl der erfolgreich geführten Gespräche nicht nur routiniert, sondern über-routiniert, vielleicht sogar ver-routiniert. Auf gewisse Weise etwas eingefahren oder abgestumpft. Würden Sie mir zustimmen? Was ist Ihre Erfahrung? Welche anderen Gründe fallen Ihnen möglicherweise ein? Machen

Sie sich, wenn Sie möchten, ein paar Notizen, denn in Kapitel 2 schauen wir uns das genauer an.

THESE 2:

> Gelegentlich lassen wir uns von Klienten »verführen« (im eigentlichen Sinne des Wortes). Bestimmte Worte, Gesten, Gesichtsausdrücke oder eine gewisse Stimmführung steuern uns unbewusst, indem sie von uns selbst erwartete oder häufige Bilder in uns erzeugen, oder indem sie Gefühle, Gedanken oder Handlungsimpulse auslösen, die mit unseren persönlichen oder professionellen Mustern zusammenhängen.

Dies merken wir etwa daran, dass sich in uns eine gewisse Irritation ausbreitet, die sich mit Worten wie »Was tue ich hier eigentlich?!« oder »Was ist hier gerade los?« beschreiben ließe. Möglicherweise bemerken wir auch, dass wir nicht wirksam zu sein scheinen, bzw. der Klient verdächtig leicht zu einer Lösung kommt, die zudem nicht selten auf tönernen Füßen steht. Stimmt das? Wenn nicht, wie ist es dann? Was fällt Ihnen diesbezüglich ein? Auch hierzu mehr in Kapitel 2.

THESE 3:

> Weil wir nicht richtig zuhören und uns darüber hinaus verführen lassen, müssen wir uns in der Folge viel zu sehr anstrengen oder bleiben hinter unseren Möglichkeiten zurück.

Präziser gesagt: Die mangelnde Fähigkeit, vielleicht gepaart mit der falschen Haltung, lässt uns unratsam handeln oder nötigt uns zu sinnloser Anstrengung. Und vielleicht ist es ja dieses Gefühl der Anstrengung, was uns immer wieder dazu bewegt, etwas Neues lernen zu wollen. Möglicherweise haben Sie aus einem solchen oder leicht ähnlichen Anlass dieses Buch zur Hand genommen. Oder Sie haben sich, so wie ich vor vielen Jahren, in eine umfängliche Weiterbildung begeben. Was immer Sie auch tun, um den Anforderungen Ihrer Klientinnen und Ihren eigenen gerecht zu werden, so sind Sie doch konfrontiert mit dieser Problematik:

An die Qualität, die Wirksamkeit und die Lösungszugänglichkeit von Beratung, Coaching und Therapie werden von Jahrzehnt zu Jahrzehnt immer strengere Maßstäbe gelegt. Und das ist vollkommen richtig, denn unsere Gesellschaft entwickelt sich weiter und wird zunehmend komplexer. Unsere Kenntnis der Funktionsweise des menschlichen Gehirns erweitert sich von Jahr zu Jahr. Die Forschung in Bereichen wie Neurobiologie, Psychologie, Soziologie oder auch Kommunikationswissenschaften schenkt uns jedes Jahr neue Entdeckungen, die ihr Abbild in einer unüberschaubar scheinenden Menge von Fachliteratur findet. Klienten dürfen erwarten, dass wir als ihre Ratgeber und Begleiter mit dieser Entwicklung Schritt halten, unser Wissen und unser Können hieraus speisen und zu ihrem bestmöglichen Wohl einsetzen. Doch diese fortwährende, oft überwältigend wirkende Entwicklung bringt uns auch in ein kaum auflösbares Dilemma, denn wir sind meist keine Forscherinnen, sondern Praktikerinnen. Unsere Arbeitszeit verbringen wir vorwiegend damit, Menschen auf dem Weg zu einer guten Lösung zu begleiten und zu unterstützen.

1.5 Die methodische Vielfalt bewältigen

Vieles spricht im Berufsalltag deshalb für eine gewisse Fokussierung, vielleicht auch Vereinfachung, oder sogar routinierte Gelassenheit auf Grundlage gesunden Selbstvertrauens. Dieser Umgang mit der Überfülle von Theorien, »Schulen« und Methoden ist Ihnen sicher nicht fremd – entweder durch eigenes Abwägen, Handeln, oder durch den Austausch mit Kolleginnen. Lassen Sie mich das Resultat dieser Auseinandersetzung auf drei Vorgehensweisen zuspitzen:

Weg 1: Wir wenden uns vor, während und nach einer Aus- oder Weiterbildung einer geeigneten Methode samt ihrem Bündel von Analyse- und Gesprächstechniken zu und vertrauen uns ihr an. Die Vorteile:
- Stimmigkeit mit der eigenen Persönlichkeit und den eigenen Überzeugungen durch enge Auswahl
- ein überschaubares Theorie- und Methodenkonstrukt
- ein Rahmen, innerhalb dessen fokussiert, klar und stimmig interagiert werden kann

Weg 2: Wir wählen wie auf Weg 1 einen geeigneten Ansatz und weichen hier und da methodisch von ihm ab, um sinnvolle Impulse aus anderen Theorie- und Methodenwelten in unser Handeln einbinden zu können. Die Vorteile:
- weitestgehende Stimmigkeit mit der eigenen Persönlichkeit und den eigenen Überzeugungen

- höhere Wahrscheinlichkeit, den Anliegen der Klientinnen angemessen begegnen zu können
- größere Freiheit im eigenen Handeln

Weg 3: Wir überlassen uns der Dynamik des Moments, unserer Intuition, unserer Erfahrung, unseren Hypothesen und tun »das Richtige«. Die Vorteile:
- ganz bei sich zu sein und dadurch stark agieren zu können
- die Chance, ganz im Flow perfekt mit dem Klienten in Kontakt zu treten
- vollkommene Freiheit und Flexibilität in der beraterischen, coachenden oder therapeutischen Handlung

Wem von Ihnen, geneigte Leser, die Lektüre gerade den Puls beschleunigt oder welche von Ihnen, geneigte Leserinnen, betrübt den Kopf schüttelt, sei der Balsam meines Mitgefühls angetragen: So holzschnittartig, wie ich es gerade tat, sollte man das nicht schreiben – zumal ich die Klientenperspektive weitestgehend außer Acht gelassen habe. Wir alle wissen, dass jede der drei von mir skizzierten Vorgehensweisen oft, nicht aber verlässlich immer zum Wohle der Klientinnen funktioniert. Und auch grundsätzlich gibt es einige Risiken zu bedenken:
- Die enge Bindung an eine »Schule«, an ein Bündel von Analyse- und Gesprächstechniken schränkt uns ein und birgt die Gefahr in sich, einer Klientin nicht so zu begegnen, wie Anlass, Anliegen und Auftrag/Kontrakt es verlangen.
- Dieser Einschränkung und dieser Gefahr dadurch begegnen zu wollen, dass man mit einem Klienten in »Nebenzimmer« in »Anbauten« hineinwandert und das Gespräch einer gewissen Beliebigkeit oder Unbestimmtheit in der Vorgehensweise ausliefert.
- Situativ geleitet das intuitiv oder – noch bedenklicher – »immer« Richtige zu tun, gleicht einem Drahtseilakt, bei dem die Klientin das volle Risiko trägt. Sehr erfahrene, sehr von sich selbst überzeugte oder einfach auch nur in der routinierten Ermattung angekommene Kolleginnen und Kollegen werden öfter diesen Weg beschreiten, als sie wollen, denken oder ahnen.

Viel wichtiger aber als meine Mutmaßungen sind doch die Fragen:
1. Wie begegnen Sie der Überfülle? Was ist Ihr Weg bis hierhin?
2. Aus welchem Anlass und mit welchem Ziel haben Sie dieses Buch geöffnet?
3. Was soll nach dem Überfliegen, dem Querlesen, der eingehenden Lektüre oder gar ernsthaften Arbeit mit diesem Buch für Sie und Ihre Klienten anders und besser sein?

Vielleicht notieren Sie auch zu diesen drei Fragen Ihre Gedanken, bevor Sie weiterlesen, wie einfach die Lösung sein kann (und nein, dies ist kein Paradox, Sie benötigen nur etwas Disziplin und Impulskontrolle).

1.6 Back to Basics: Kernkompetenz Zuhören

»Ein Beobachter ist ein Lebewesen ›in Sprache‹.« Mit diesem Satz Humberto Maturanas habe ich Sie eingangs (wieder) vertraut gemacht. In diesem Zusammenhang hatte ich in Anlehnung an ein geflügeltes Wort aus der Theaterpädagogik, dem auch neurobiologisch nichts entgegenzusetzen ist, behauptet:

> »Wir haben keine Körper – wir sind Körper.«

In Synthese der beiden Sätze biete ich Ihnen diesen Satz an:[10]

> »Wir haben keine Sprache – wir sind Sprache.«

Diese Behauptung kann in ihrer Zuspitzung befremdlich wirken, doch während Sie gerade darüber nachdenken, was Sie von ihr halten sollen, tun Sie das auf der Bewusstseinsebene mit Sprache, und falls Sie Ihre Gefühle dazu benennen wollten, bräuchten Sie ebenfalls Sprache.[11] Falls Sie jetzt mit den Augen rollen, die Stirn runzeln, schnauben, sich räuspern oder auch nur seufzen sollten: Seien Sie bitte großmütig mit mir, indem Sie mir erlauben, diese non- und paraverbalen Äußerungen zum Zwecke der Argumentationsführung vorerst ebenfalls der Sprache zuzuordnen. Ich möchte Ihnen nämlich anbieten, sich dem Zuhören noch einmal ganz neu zu nähern, indem Sie sich vollkommen frei machen von jeglicher Interpretation:

---

10 Fast genau so schreibt ihn auch Lieb (2021, S. 13), was mich nicht wundert, denn irgendwann fällt das jedem, auch Ihnen, auf, der sich eingehender mit der Sache beschäftigt.

11 Siehe hierzu auch Lieb (2020, S. 14 ff.), der uns im Folgenden einen interessanten Überblick über Auffassungen der Sprachphilosophie von Aristoteles bis Bourdieu anbietet sowie einen Blick in die Systemtheorie (Kapitel 3), um dann mit linguistischer Brille über Sprachpraxis nachzudenken (Kapitel 4).

Zuhören wird zu einer erleichternden Fertigkeit, wenn wir es vom Interpretieren im Dienste der hypothesengestützten Intervention lösen, um es in der Haltung des Verstehenwollens wieder in den Dienst des Auftrags zu stellen.

Bevor Sie entscheiden, ob Sie zustimmen, bzw. weise nicken möchten, lassen Sie bitte diese vielfach rezipierte und diskutierte Passage aus Sigmund Freuds Vorlesungen zur Einführung in die Psychoanalyse auf sich wirken, in der er die Bedeutung des Wortes und den Wert des Zuhörens hervorhebt:

»In der analytischen Behandlung geht nichts anderes vor als ein Austausch von Worten zwischen dem Analysierten und dem Arzt. Der Patient spricht, erzählt von vergangenen Erlebnissen und gegenwärtigen Eindrücken, klagt, bekennt seine Wünsche und Gefühlsregungen. Der Arzt hört zu, sucht die Gedankengänge des Patienten zu dirigieren, mahnt, drängt seine Aufmerksamkeit nach gewissen Richtungen, gibt ihm Aufklärungen und beobachtet die Reaktionen von Verständnis oder von Ablehnung, welche er so beim Kranken hervorruft. [...] Worte waren ursprünglich Zauber, und das Wort hat noch heute viel von seiner alten Zauberkraft bewahrt. Durch Worte kann ein Mensch den anderen selig machen oder zur Verzweiflung treiben, durch Worte überträgt der Lehrer sein Wissen auf die Schüler, durch Worte reißt der Redner die Versammlung der Zuhörer mit sich fort und bestimmt ihre Urteile und Entscheidungen. Worte rufen Affekte hervor und sind das allgemeine Mittel zur Beeinflussung der Menschen untereinander. Wir werden also die Verwendung der Worte in der Psychotherapie nicht geringschätzen und werden zufrieden sein, wenn wir Zuhörer der Worte sein können, die zwischen dem Analytiker und seinem Patienten gewechselt werden« (Freud, 1916–17/1948, S. 9).

Jetzt, im 21. Jahrhundert und drei bis vier Generationen von Psychotherapeuten, Beraterinnen und Coaches später, werden zumindest einige von Ihnen der Freud'schen Rollenbeschreibung des Therapeuten widersprechen, wenn auch einige von Ihnen ganz im Gegenteil die kundige, lenkende Intervention als wichtiges Rollenmerkmal benennen würden.[12] Als Freund der sanften Schattierungen, des Pastells, des Sowohl-als-auch nehme ich die Position zwischen diesen Polen ein, wie es sicher einige von Ihnen ebenfalls tun: Ich denke, es

12 Zur vertiefenden Lektüre bietet sich an Kersting (1991).

spricht in vielen Situationen zwischen Beraterin, Coach, Therapeutin[13] und Klient nichts dagegen, sich auf Grundlage der Berufserfahrung, der Ausbildung und der situativen Wahrnehmung eine Idee über die Klientenwelt zu bilden und Hypothesen für die beratende Arbeit zu formulieren. Es spricht nichts gegen eine sanfte Lenkung der Gedanken. Diese Impulse sollten jedoch grundsätzlich auf der Grundlage einer interpretationsfreien Wahrnehmung des Gegenübers und innerhalb des Kontraktes gesetzt werden. Kontraktkonformes Arbeiten stellt hohe Ansprüche an uns, die wir aber nach ordentlicher Auftragsklärung mit Disziplin und Fingerspitzengefühl erfüllen können. Interpretationsfrei zu handeln hingegen ist ausgesprochen schwierig bis unmöglich. Dennoch biete ich Ihnen in diesem Buch einen vielversprechenden Weg an, genau dies (wieder) zu erreichen. Sehen Sie hier:

In Kapitel 2 befassen wir uns damit, wie gerade Zuhörprofis es schaffen, alles Mögliche zu hören – bloß nicht das, was sie hätten hören können oder sollen. Wir prüfen, an welchen eigenen und fremden inneren Orten Wirklichkeit gewoben wird, und beleuchten die vielfältigen Möglichkeiten, vom rechten Weg abzukommen. Wir fragen uns, was gute Zuhörer ausmacht. In Kapitel 3 betrachten wir dann, wie aus Wörtern Bedeutung wird. Bedeutung, die Sie heraushören können. Ich stelle Ihnen die linguistischen Methoden vor, die Sie darin unterstützen werden, sowohl präziser als auch objektiver hinzuhören. In Kapitel 4 wenden wir uns den systemischen Methoden zu, die in Verbindung mit der Angewandten Sprachwissenschaft gut funktionieren. Und in Kapitel 5 zeige ich Ihnen in Synthese aus den Erörterungen aus Kapitel 3 und 4, wie Ihnen die Verbindung systemischer mit linguistischen Methoden das Zuhören im Dienste des Verstehenwollens immens erleichtern kann. Abschließend wendet sich der Fokus vollends Ihnen zu: Sie werden einen Lernplan aufstellen und überlegen, was Sie mit in die Supervision oder Intervision nehmen wollen.

Dieses Buch ist so konzipiert, dass Sie es für das beste Ergebnis von vorne nach hinten lesen und bearbeiten. Sie können aber auch etwa mit Kapitel 5 beginnen und dann bei Interesse zu den Kapiteln 3 und/oder 4 zurückkehren. Das Buch wird für Sie auch nachvollziehbar sein, wenn Sie in den Kapiteln 3 und 4 nicht (sofort) alles lesen und nicht alle Aufgaben bearbeiten – Sie kön-

---

13 Im weiteren Verlauf des Buches werde ich diese drei Berufsgruppen gemeinschaftlich als »Beratende« benennen, wenn diese gemeinschaftliche Qualität im Vordergrund der Gedankenführung steht.

nen ja jederzeit zurückkehren.[14] Ich würde mich besonders freuen, wenn Sie das Buch nicht in einem Rutsch durchlesen würden, sondern es über mehrere Monate hinweg in den Abgleich zu Ihrer praktischen Arbeit stellen würden. Und hierbei gilt:

- Sie können Beraterin, Coach oder Therapeutin sein.
- Sie können sich am Anfang, in der guten Mitte oder an einer sehr erfahrenen Stelle Ihres beruflichen Weges befinden.
- Sie können keine oder wenige ebenso wie umfängliche und fundierte systemische Kenntnisse besitzen.
- Sie können der situativ-intuitiv geprägten ebenso wie der methodisch-strukturierten Vorgehensweise zugeneigt sein.

Das Buch richtet sich also an unterschiedlich berufserfahrene Mitglieder dreier Berufszweige, die auf ganz verschiedene Art und Weise arbeiten (siehe Abbildung 2).

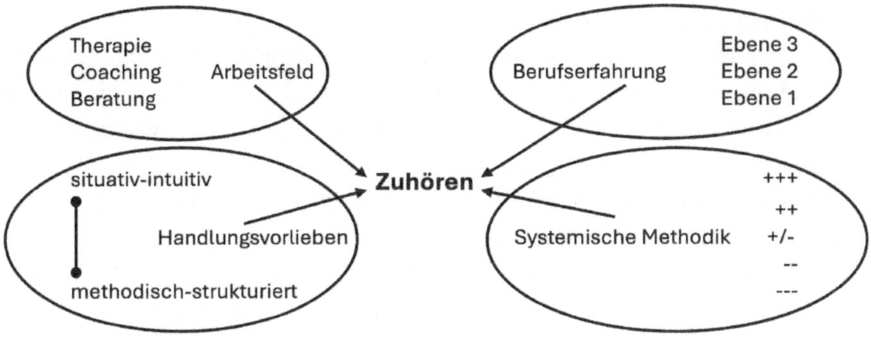

Abbildung 2: Die Zielgruppe dieses Buches

Dieser erwartbaren Vielfalt begegnet das Buch folgendermaßen:

1. Es gibt an relevanten inhaltlichen Stellen Beispiele aus Gesprächen mit Klientinnen.
2. Die von mir ausgewählten systemischen Methoden stelle ich auf eine Weise vor, die Nicht-Systemikern den Anschluss ermöglicht und auch Systemike-

14 Vielleicht haben Sie dieses Buch über die Variante für Führungskräfte und Fachexpertinnen (Goes, 2024) entdeckt, oder es kommt Ihnen während der Lektüre zur Kenntnis. Einige Passagen sind in beiden Büchern ähnlich bis identisch (Linguistik bleibt schließlich Linguistik), aber die Konzepte sind vollkommen verschieden.

rinnen etwas Neues bieten wird – nicht zuletzt, weil die Methoden in Verbindung mit der Angewandten Sprachwissenschaft gebracht werden.
3. Ähnliches gilt für die Vorstellung der Beiträge aus der Welt der Sprachwissenschaft. Je nach Kenntnisgrad und Interesse werden sie Ihnen Klarheit, Schärfung, Orientierung oder leicht zu verstehende und umzusetzende Erkenntnisse liefern.
4. Fragen, Aufgaben und Tipps biete ich jeweils passend zu den unterschiedlichen Erfahrungsschätzen an, richte mich sowohl an die Systemiker wie die Nicht-Systemikerinnen und berücksichtige die unterschiedlichen Grade der grundsätzlichen methodischen Vorgehensweisen im Klientengespräch.

Und dieses Buch ist kein wissenschaftliches Werk, sondern ein wissenschaftlich fundiertes Werk. Ich schreibe es aus meiner Sicht, gestützt auf Einflüsse aus der Angewandten Linguistik, der Systemtheorie und der systemischen Methodik. Es ist kein weiteres Buch, das Systemtheorie und systemische Methoden umfänglich erklärt, und zu Ihrer und meiner Erleichterung keine Alltagsgrammatik. Es ist also kein praxisgestütztes Buch zur Bereicherung des theoretisch-methodischen Diskurses, sondern ein theorie- und erkenntnisgestütztes Buch für die Anwendung in der Praxis. Es ist ein Buch, das bezüglich des Klientengesprächs mit systemischen Methoden das Augenmerk auf die Funktionsweise der Sprache richtet.

Aus diesem Grund ist das Buch so geschrieben, dass Sie mehrere Lese- und Lernwege einschlagen können:

- Sie können es als eine Art Reiseführer für die eigene Lernreise verwenden.
- Sie können vom Interesse geleitet die Stellen aufschlagen, die sie gerade ansprechen.
- Sie können nur die Aufgaben lösen und gegebenenfalls den Hintergrund nachlesen.
- Sie können nur die Tipps lesen, ausprobieren und gegebenenfalls den Hintergrund nachlesen.

Erfahrungsgemäß lesen Menschen nur dann ein Ratgeber- oder Lehrbuch zu Ende, wenn die Leseweise ihrer Persönlichkeit und ihren Zielen entspricht. Sollte dies auch auf Sie zutreffen, habe ich diesen kleinen Impuls für Sie, über den ich vor Jahren rein zufällig gestolpert bin:

Es gibt eine etwas irritierende Versinnbildlichung des Verhältnisses, in welchem zentrale Attribute handwerklicher Arbeit stehen. Stellen Sie sich eine Szene aus einer typisch US-amerikanischen TV-Serie vor: Auf einer geschäftigen Baustelle zeichnet ein Zimmermann während einer Baubesprechung mit seiner

Bauherrin mit dem dicken Zimmermannsbleistift dieses Dreieck in die auf dem Boden liegenden Sägespäne (Abbildung 3).[15]

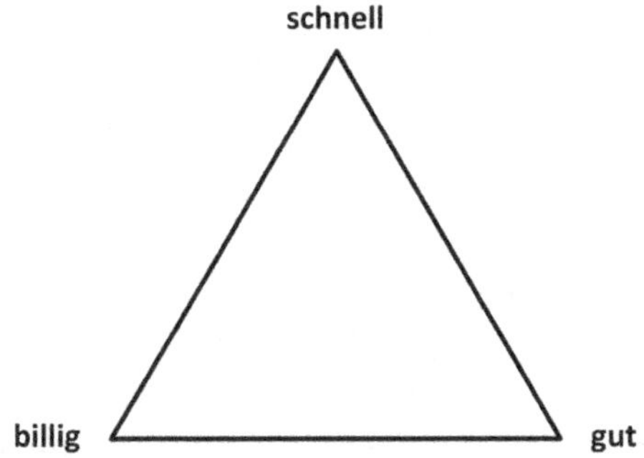

Abbildung 3: Das Handwerkerdreieck

Dazu stellt er ihr diese Frage: »Wollen Sie es gut, schnell oder billig? Und ich sage Ihnen gleich, dass Sie nur zwei davon haben können: schnell und billig, schnell und gut oder gut und billig.« Verblüffend einfach und zugleich sehr wahr. Und so verhält es sich meines Erachtens mit dem An-, Um- oder Neubau eines Gedankengebäudes –, insbesondere wenn es fest gemauert und vielleicht sogar seit gefühlten Generationen am Platze steht. Deshalb können Sie beim Erlernen oder Auffrischen des wirksamen Zuhörens so vorgehen:

- Falls Ihr Lernergebnis nicht allzu gut sein muss, sind Sie mit wenig Aufwand dabei (schnell und billig). Sie befassen sich mit dem aus Ihrer Sicht Wesentlichen und gehen nicht allzu sehr in die Tiefe.
- Falls das Ergebnis gut werden soll, können Sie entscheiden,
  - ob Sie (schnell und gut) in kurzer Zeit viele zeitliche, mentale und emotionale Ressourcen in einen schnellen Lernerfolg investieren wollen, also Ihre Priorität auf das Lernen legen, anderes dafür vielleicht sogar zurückstellen, und mit Engagement Ihr Lernprojekt verfolgen oder
  - ob Sie geduldig und zugleich mit Blick auf Details mit weniger Aufwand (gut und billig) ans Ziel gelangen möchten, also z. B. die Lernreise über einen längeren Zeitraum anlegen.

15 Ich kann mich leider nicht mehr erinnern, woher ich diese Skizze habe. Ich freue mich auf Hinweise!

Wie immer Sie sich entscheiden mögen: Es empfiehlt sich, vorab die Lernschwerpunkte richtig zu setzen und dabei die eigene Begabung und Erfahrung zu nutzen. Und deshalb hier meine Fragen an Sie:

1. Was ist der Anlass, dieses Buch zu lesen?
2. Was genau ist Ihr Lernziel?
3. Welche persönlichen und beruflichen Erfahrungen können Sie auf dem Weg zum Ziel unterstützen? Welche könnten sich als hinderlich erweisen?
4. Welche persönlichen Begabungen und Stärken können Ihnen beim Lesen und Umsetzen förderlich sein?
5. Wie stark ist Ihre Bereitschaft, mitzuarbeiten?

Vielleicht notieren Sie sich Ihre Antworten, denn Sie werden sie wahrscheinlich während der Lektüre, spätestens aber zum Abschluss des Buches brauchen. Nun aber genug der Vorrede: Blättern Sie um! Ihr geschultes Ohr kann es gar nicht mehr erwarten, zu erfahren, wer es immer wieder auf falsche Fährten lockt!

2 »Gehört ist nicht gesagt«: Geschultes Ohr auf falscher Fährte

Ich erinnere mich an ein Beratungsgespräch mit zwei Teamleitungen. Die beiden, eine Frau und ein Mann, waren erst vor einigen Monaten in ihre Rolle eingesetzt worden. Beide kamen von außerhalb der Organisation. Und mittlerweile waren sie zu der Gewissheit gelangt, dass ihre Mitarbeiterinnen und Mitarbeiter alles andere wollten als irgendeine Art von Führung, ja, ganz im Gegenteil, dass sie als Gruppe selbst einen Führungsanspruch gegenüber den Teamleitungen und der Abteilungsleitung hatten. Das mochte durchaus so gewesen sein, doch der für uns relevante Sachverhalt ist dieser: Die beiden hörten nun auch Äußerungen, die unbeteiligte Dritte als reine Sachfragen oder Anmerkungen interpretieren würden, nur noch als Kritik oder implizites Führen. Wie kann das sein?

Kürzlich berichtete mir ein Teamleiter eines mittelständischen Unternehmens, dass eine Mitarbeiterin der zentralen Verwaltung ihm und anderen eine erboste E-Mail geschrieben habe, in der sie mehr Respekt und Kooperation einforderte. Was war passiert? Der Kollege hatte nach Feierabend im Flur neben dem Haupteingang ein schweres Paket abgestellt, was er am nächsten Tag von DHL abholen lassen wollte. Unglücklicherweise stand das Paket zugleich vor der Tür zum Büro dieser Kollegin, die auch für den Paketversand zuständig ist. Und Sie können es sich schon denken: Sie fühlte sich dadurch angesprochen und auf unkollegiale Weise beauftragt (denn für den Paketversand ist ein Ablageplatz in ihrem Büro vorgesehen; einen ausgefüllten Versandschein sollen Kollegen dazulegen). Andere Menschen hätten vielleicht keine Verbindung hergestellt, dieser Mensch aber tat es und fühlte sich angegriffen. Wie kann das sein?

Auf den ersten Blick bieten sich sehr einfache Erklärungen an:

- Die Hörenden/Lesenden sind durch die wiederholten Schwierigkeiten empfindlich geworden und legen nun jedes Wort auf die Goldwaage.
- Die Hörenden/Lesenden haben eine Art Wahrnehmungsfilter »erworben«, der sie Äußerungen auf diese sehr zugespitzte Art und Weise interpretieren lässt.

- Die Hörenden/Lesenden haben vollkommen recht und interpretieren die Äußerungen genau richtig.

Auf den zweiten Blick ist es aber doch nicht so einfach. Denn ohne nachzufragen und eine vollkommen aufrichtige Antwort zu erhalten, können weder die direkt Hörenden/Lesenden noch wir Beratende verlässlich wissen, wie die Sprechende/Schreibende verstanden werden wollte.

Die eigentliche Frage, die wir uns stellen müssen, ist: Was hören Menschen?[16]

1. Was ist gemeint? Und wenn ja, woher wissen sie das?
2. Was wird gesagt? Und wenn ja, was ist das?
3. Was wollen sie hineininterpretieren bzw. vorzugsweise hören? Und wenn ja, welchen Sinn ergibt das?

2.1 Was wir hören

»Kommunikation ist unwahrscheinlich. Sie ist unwahrscheinlich, obwohl wir sie jeden Tag erleben, praktizieren und ohne sie nicht leben würden«, schreibt Niklas Luhmann schon 1981 (S. 78). Er benennt drei Arten von Unwahrscheinlichkeiten bezüglich des zwischenmenschlichen Verstehens (Luhmann, 2001, S. 78 f.):[17]

1. Unwahrscheinlichkeit des *Verstehens* vor dem Hintergrund der »Trennung und Individualisierung ihres Bewusstseins«. Diese Idee wird bekanntlich seit der Antike diskutiert. Luhmanns Hinweis auf die Individualisierung, also sozusagen die Einzigartigkeit der inneren persönlichen Welt, finde ich für unsere Zwecke merkenswert, denn sie hilft uns, durchgängig zu hinterfragen, ob wir schon genug verstanden haben, und zu bedenken, dass wir nicht nur Beratungsprofis, sondern eben auch Menschen mit ihren ganz eigenen Besonderheiten sind.[18]

---

16 Zum Begriff der Wirklichkeit in diesem Zusammenhang weiterführend eine kurze, prägnante Betrachtung bei von Schlippe und Schweitzer (2016, S. 146–157). Ich werde auch im Weiteren häufiger aus von Schlippes und Schweitzers »Lehrbuch der systemischen Therapie und Beratung« zitieren, weil es, genau wie bei Levold und Wirsching (2023), den Nicht- und Neu-Systemikern eine gute Orientierung bietet, und den erfahrenen Systemikerinnen eine Gelegenheit gibt, ihre Ideen über Systemische Therapie oder Beratung auf einfache Weise im Spiegel dieses Lehrbuches zu betrachten.

17 Ergänzend dazu auch von Schlippe und Schweitzer (2016, S. 117–120).

18 Schon Bühler (1934, S. 26) spricht in diesem Zusammenhang von den psychophysischen Systemen alpha und beta, die als »weitgehend autonome Stationen« fungieren.

2. Unwahrscheinlichkeit des *Erreichens* vor dem Hintergrund der nicht garantierten Verfügbarkeit und Bereitwilligkeit von Empfängern: »Das Interaktionssystem der jeweils Anwesenden garantiert in praktisch ausreichendem Maße Aufmerksamkeit für Kommunikation, und es zerbricht, wenn man erkennbar kommuniziert, dass man nicht kommunizieren will.« Ich finde, dass dieser Gedanke uns helfen kann, in Erinnerung zu behalten, dass unsere Klienten wirklich bereit sein müssen, unsere Beiträge zu empfangen, und dass wir selbst fortlaufend prüfen müssen, wie bereit wir für einen interessierten, zugewandten Empfang sind.
3. Unwahrscheinlichkeit des *Erfolgs* vor dem Hintergrund der Selektivität von Empfängern: »Selbst wenn eine Kommunikation verstanden wird, ist damit noch nicht gesichert, dass sie auch angenommen wird.« Genau! Diese kommunikative Binsenweisheit vergessen wir gelegentlich im Eifer des Gesprächs und es ist auch nicht ausgeschlossen, dass unsere Klientinnen während der Sitzung nur »so tun, als ob«, weil sie z. B. schneller zustimmen, als sie denken und fühlen können, weil sie die Anstrengung einer Kommunikationsschleife vermeiden wollen, oder einfach, weil die Gesprächszeit gleich vorbei sein wird. Uns Beratende erinnert das Wissen um die Möglichkeit {verstanden ≠ angenommen} daran, uns im Kommunikationsprozess fortwährend zu prüfen, ob wir möglicherweise zwar »verstehen«, aber nicht »annehmen« – etwa, weil uns bestimmte Ideen oder Ziele leiten.

Jenseits der »systemischen« Welt gibt es selbstredend sehr interessante linguistische bzw. sprachphilosophische Ansätze, die schlüssig argumentieren, dass echtes, gemeinschaftliches Verstehen selten bis gar nicht vorkommt, bzw. sogar eine Fiktion ist – mit der wir alle großartig zurechtkommen (Brandom, 2004; Taylor, 1992; Levinson, 2000). So weit wollen wir in der Praxis vielleicht nicht gehen, aber natürlich ist es sinnvoll, möglichen Ursachen für Fehl-Verstehen samt Fehl-Interpretation nachzuspüren.[19] Zeit für ein einfaches Modell!

Sicherlich ist das von Claude Shannon und Warren Weaver 1949 der Nachrichtentechnik entliehene Sender-Empfänger-Modell nicht nur Ihnen, sondern auch Ihren Klientinnen bekannt. Dieses fand aufgrund seiner starken Vereinfachung des Kommunikationsprozesses weite Verbreitung, wurde aber auch detailliert hinterfragt. Und aus beiden Gründen wurde es in den folgenden Jahrzehnten von Forscherinnen immer stärker erweitert, als Ausgangspunkt für

19 Zu den psychologischen Aspekten der Sprachwahrnehmung und -verarbeitung ein sehr schöner Überblick in Langenmayr (1997, S. 541–576). In diesem Zusammenhang auch interessant Deppermann (2006) und Kindt (2006).

ganz andere Modellbildungen genutzt oder gänzlich ignoriert.[20] Ich finde es für die beraterische Praxis bestens geeignet, wenn man es noch stärker reduziert und dabei konstruktivistisch umformt. Das sieht dann so aus (Abbildung 4):

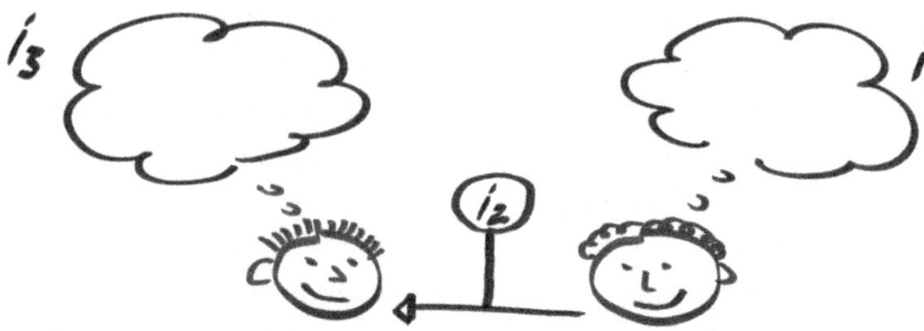

Abbildung 4: Das 3i-Modell von Stefan Goes

Ein Sender sendet auf einem Kanal (Licht, Schallwellen, Bildschirm, Papier) einen Text (Mimik/Gestik, Sprache, geschriebener Text) zum Empfänger. Meist wird gesagt, die übermittelte Information befinde sich im Text. Dies ist aber nur zu einem Teil richtig, denn bevor die Information übertragen werden kann, muss sie in der Innenwelt des Senders vorhanden sein/entstehen, und sie muss in der Innenwelt der Empfängerin ankommen und dort in irgendeiner Weise verstanden werden. Die von Beginn an praktizierte Benennung dieser Prozesse als z. B. »Kodieren« und »Dekodieren« fußt in der Regel auf technischem Denken, was den konstruktivistischen Grundgedanken außer Acht lässt. Marcel Dräger (2017, S. 80), aus der Interpretation des Organon-Modells von Karl Bühler kommend, spricht von drei verschiedenen Zeichen. Diese Benennung spricht mich persönlich stark an, weil sie sowohl aus linguistischer als auch konstruktivistischer Sicht, auf einem guten Verständniskonsens ruht und durch ihre Bedeutung ein gutes Gefäß für Inhalte aller Art bietet. Ich spreche dennoch lieber von drei Orten, an denen Information entstehen und existieren kann, um erstens den Aspekt der Konstruktion stärker herauszustellen und zweitens eine für meine Klienten anschlussfähigere Bezeichnung anzubieten:

- i_1 = Fühlen, Denken und Wollen im Inneren des Senders (für die Empfängerin nicht/eingeschränkt zugängliche Information)
- i_2 = Das Gesagte oder Geschriebene (interpretierbare, verhandelbare Information)
- i_3 = Das durch die Empfängerin Gehörte (für den Sender nicht/eingeschränkt zugängliche Information)

---

20 Ausführliche Diskussion z. B. in Goes (2001, S. 31–37).

Sehen wir uns das im Einzelnen an:

$i_1 = i_2 = i_3$

Ohne jegliche fachliche Expertise fällt uns sofort auf: Nur im theoretischen Idealfall und unter einfachsten Bedingungen gilt $i_1 = i_2 = i_3$, also dass das Gedachte/Gefühlte identisch ist mit der Nachricht und diese identisch ist mit dem Gehörten/Gefühlten. In Wirklichkeit müssen wir von drei nacheinander entstehenden und dann parallel existierenden Wirklichkeiten sprechen, die – zumindest für eine gewisse Weile – unbemerkt nebeneinander bestehen und für eine einzige Wirklichkeit gehalten werden können. Lassen Sie mich das an diesem Satz veranschaulichen, den Sie vielleicht schon in ähnlicher Form im Beratungsgespräch gehört haben:

»Ja, wir treffen Vereinbarungen, aber ich bin der Einzige, der sich daran hält.«

Im besten Fall haben Klient und Beratende ein gemeinsames Verständnis ($i_1 = i_2 = i_3$): Es ist aus dem Kontext oder dem bereits Gesagten beiden hinreichend klar, für welche Personen das Pronomen »wir« steht, wie präzise das Verb »treffen« die Verbindlichkeit der wie auch immer gearteten »Vereinbarungen« beschreibt, wie glaubwürdig die Aussage zum Sachverhalt ist, der »Einzige« zu sein, der verabredungsgemäß handelt, und welche Qualität, also etwa den Grad der Befolgung, die Verbalphrase »daran halten« in der konkreten Aussage beschreibt. Doch wir wissen auch alle: Je genauer wir nachprüfen würden, desto deutlicher würde uns vor Augen treten: Wir wissen nichts. Die inhaltliche Übereinstimmung der Informationen an den Orten 1, 2 und 3 ist ein für die Theorie notwendiges Konstrukt und für die Praxis eine sinnvolle, gemeinschaftliche Selbsttäuschung, um überhaupt in den Austausch miteinander treten zu können.

$i_1 \neq i_2 = i_3$

»Warum kann der lebendige Geist dem Geist nicht erscheinen? Spricht die Seele, so spricht, ach! schon die Seele nicht mehr«, klagte bekanntlich schon Schiller (1796, S. 177). Genau. Statt uns also Gedanken darüber zu machen, wie wahrscheinlich der Fall wohl sein mag, dass Kommunizierende sich 1:1 perfekt verstehen, schauen wir uns lieber an, welche Ursachen dafür verantwortlich sein könnten, dass die Beratende zwar die Aussage des Klienten »richtig« versteht, dieser aber seine innere Wirklichkeit oder die parallel existierenden Wirklichkeiten seiner Kollegen nicht präzise ausgedrückt hat ($i_1 \neq i_2 = i_3$). Mir fallen unter anderem diese Ursachen ein:

i_2-A: Verkürzte Darstellung, wie etwa: »Ja, wir treffen Vereinbarungen, aber ich bin der Einzige, der sich zu 100 Prozent daran hält.«

i_2-B: Unpräzise Formulierung, wie etwa: »Ja, wir wollen auch zum aktuellen Thema Vereinbarungen treffen, aber ich bin der Einzige, der sich schon jetzt daran hält.«

i_2-C: Auslassung, wie etwa: Der Klient vergisst oder verschweigt, dass die Vereinbarungen nicht einvernehmlich getroffen wurden, sondern dass z. B. er sie vorgeschlagen hat und niemand widersprochen hat, bzw. dass er den Widerspruch wegdiskutiert hat.

i_2-D: Die Formulierung entspricht nicht den Gedanken und/oder Gefühlen, wie etwa: »Die anderen lassen sich zum Schein auf Vereinbarungen ein und ich Idiot bin der Einzige, der sich daran hält, obwohl ich die Typen genau kenne. Alle lachen in der Teeküche über mich. Ich bin mal wieder der Doofe.«

Zum Glück kennen wir diese Ursachen und sind bestens mit einer Vielzahl guter Fragen ausgestattet, mit deren Hilfe wir uns der Wirklichkeit in unseren Klienten und den Wirklichkeiten in der Welt unserer Klienten annähern können. Dennoch werde ich Ihnen in Kapitel 3 Hinweise geben, wie Sie noch präziser hinhören können, und in Kapitel 4 werde ich Ihnen einige hilfreiche Methoden anbieten, die einige von Ihnen so möglicherweise noch nicht kennen oder verwenden. Aber wenden wir uns vorerst der dritten Wirklichkeitenvariante zu:

$$i_1 = i_2 \neq i_3$$

Der Klient ist extrem reflektiert, offen und eloquent. Er sagt genau das, was er fühlt, denkt und will, aber die Beratende hört etwas anderes ($i_1 = i_2 \neq i_3$). Wir wissen alle, dass dies öfter geschieht, als uns lieb ist. Ich weiß nicht, wie Sie das sehen, aber die Wahrscheinlichkeit, dass wir Beratende uns rein akustisch oder semantisch »verhören«, ist gering. Dazu sind wir einfach zu gute Zuhörer. Ich denke eher, dass wir uns häufiger verhören, wenn wir abgelenkt sind, oder indem wir etwa trotz allen Bemühens interpretieren, statt verstehen zu wollen. Bevor ich mit Ihnen darüber nachdenke, welches die Ursachen hierfür sein könnten, biete ich Ihnen hierzu ein Beispiel aus meiner eigenen Praxis an:

Vor einiger Zeit war ich damit beauftragt, als Bestandteil eines Verbesserungsprozesses eines Unternehmensbereiches ein 360°-Feedback[21] für zwei

21 Ein 360°-Feedback ist eine in Unternehmen und Organisationen angewandte, strukturierte Methode, um die Fremdsicht von Kolleginnen und Kollegen einer Fach- oder Führungskraft einzuholen. Es werden hierfür die direkte Vorgesetzte, Kollegen auf derselben Hierarchieebene und Mitarbeiterinnen befragt. Dazu sehr gut Scherm und Sarges (2019).

Führungskräfte durchzuführen. Im Auswertungsgespräch sagte eine der beiden Führungskräfte mit entspanntem Lächeln und direktem Blick zu mir: »Also, und wenn dabei herauskommen sollte, dass ein Teil des Problems ich bin: Ich klebe nicht an meiner Position. Es wird sich im Unternehmen auch eine andere, interessante Tätigkeit für mich finden oder ich suche mir woanders etwas, es gibt genug tolle Firmen.« Es spricht nichts dagegen, die Aussagen genau so zu hören, wie sie gesagt wurden, also $i_2 = i_3$. Ich »hörte« aber: »Also, wenn nun andere finden, dass ich das Problem bin: Dann kündige ich eben, bevor sie mich rauswerfen. Andere Unternehmen suchen händeringend gute Leute wie mich.« Und sofort »wusste« ich: »Diese Aussage stimmt nicht, sie macht gute Miene zum bösen Spiel. Sie mag sich nicht mit den Tatsachen konfrontieren.« Wie konnte mir dieser handwerkliche Fehler unterlaufen? Die Erklärung ist ganz einfach, denn die folgenden Fakten und Einschätzungen waren mir bekannt:

- Die Führungskraft hatte zu Beginn des Verbesserungsprozesses vor mehreren Wochen und noch einmal einige Tage zuvor große Sorge geäußert, dass Sie selbst im Verlauf des Prozesses Schaden nehmen könnte.
- Aus früheren Begegnungen hatte ich den Eindruck gewonnen, dass die Führungskraft gelegentlich mehr Optimismus äußert als sie fühlt.
- Ein Kernergebnis des Gesamtfeedbacks, inklusive der Sicht der Führungskraft auf sich selbst, war die Einschätzung, dass ihr Selbstwertgefühl leicht unterdurchschnittlich ausgeprägt sei.

Vor diesem Hintergrund interpretierte ich die Aussagen – oder präziser gesagt: der spontane Teil meines Gehirns – und wurde belohnt durch die Zufriedenheit, die sich einstellt, wenn man sich angenehm klug findet. Zu meinem Bedauern hielt dieser Zustand nur kurz an, denn ich bin darin geübt, meinem »Spontanhirn« schnell auf die Schliche zu kommen. Also verabschiedete ich mich ebenso flink von meiner unreflektiert gewonnenen Wirklichkeit und begab mich mit der Klientin in eine reflektiert geführte Gesprächssequenz zur Erkundung ihrer Aussagen, die mir half, besser zu verstehen und auf diese Weise auch besser annehmen zu können, statt mich für den besseren Experten für die Innenwelt meiner Klientin zu halten.

Wie wir auf Basis unserer Persönlichkeit und unserer Hirnstrukturen denken und handeln, beschreibt der Psychologe Daniel Kahneman in seinem Bestseller »Thinking, fast and slow« (Kahneman, 2011, Deutsch: »Schnelles Denken, Langsames Denken«). Hier die Ultrakurzfassung, die für unsere Zwecke reichen sollte. Kahneman und sein Kollege Amos Tversky haben jahrzehntelang erforscht, wie Menschen denken (Tversky, 1977; Kahneman u. Tversky, 1979;

Tversky u. Kahneman, 1981). Sie kommen zu dem Schluss, dass Menschen zwei Denksysteme haben:

- System 1 für schnelles, unreflektiertes, spontanes Denken, oft ausgelöst und gesteuert durch Gefühle. System 1 ist immer »an«.
- System 2 für langsames, im eigentlichen Sinne bedächtiges und logisches Denken, oft ausgelöst durch Denkanforderungen, deren Lösungen wir nicht routiniert aus dem Ärmel schütteln. System 2 ist in Bereitschaft, muss aktiviert und mit Willenskraft benutzt werden.

Auch wenn sich gleich nach Publikation viele Forscher zu Wort gemeldet und nicht ganz unbegründet die empirischen Grundlagen infrage gestellt haben, so kann uns die Kahneman'sche Hypothese doch als interessanter Ausgangspunkt für unser weiteres Nachdenken darüber dienen, wie eine neue Art des Zuhörens erlernt werden könnte. Und ich muss Ihnen nicht erklären, dass unter anderem diese Faktoren dabei hilfreich sein können:

- Entschleunigung
- emotionaler Abstand, Ruhe und Gelassenheit
- Überblick und Verständnis
- Kontrolle der Situation
- Lebens- und Kommunikationserfahrung
- routiniert-flexible Redegewandtheit

und dass diese Einflussgrößen Ihnen erlauben,

- wichtige Kleinigkeiten zu entdecken,
- nachdenken zu können,
- sich in die Gesprächspartner und auch sich selbst hineinfühlen zu können und so
- in der Folge Beratungsgespräche noch klientenzentrierter führen zu können.

$i_1 \neq i_2 \neq i_3$

Bevor wir diesen wichtigen Gedankengang weiterverfolgen, lassen Sie uns der guten Form halber noch zur vierten Variante des (Fehl-)Verständnisses kommen, nämlich dem Fall, dass der Klient seine Wirklichkeit samt Parallelwirklichkeiten seines Umfeldes sprachlich nicht präzise abbildet und dass diese Botschaft überdies ganz anders bei der Beraterin ankommt ($i_1 \neq i_2 \neq i_3$). Sie werden erfreut sein, dass ich uns an dieser Stelle den Schmerz erspare, diesen erstaunlich häufigen Fall mit Ihnen durchzugehen. Es ist nicht nötig, denn wir müssen ja nur die Gedanken aus den vorigen Konstellationen zusammenfügen. Überlegen Sie stattdessen bitte selbst kurz:

- Welche eigenen Beispiele fallen Ihnen zu den vier Varianten des Verstehens ein?
- Was haben Sie bereits erlebt?
- Welche Fragen stellen sich Ihnen möglicherweise?
- Welche Schlüsse haben Sie daraus für sich gezogen?
- Welchen Rat würden die Erfahrenen unter Ihnen den neu in den Beruf gekommenen zur Verfügung stellen können?

Anmerkung: Die Angebote zur Erkundung unterbreite ich Ihnen durch das gesamte Buch hindurch. Meine Angebote sollen Sie dabei unterstützen, sowohl den bestmöglichen Erkenntnisgewinn zu erzielen als auch zügiger voranzukommen. Vielleicht haben Sie schon einmal ein Foto oder ein Video einer Segelyacht gesehen, die unter einem riesigen, bunten, prall und rund vom Rückenwind gefüllten Spinnaker dahinrauscht. Verstehen Sie meine Angebote als ein solches Segel: Es zu setzen und zu beherrschen braucht zwar Geschick und Aufmerksamkeit, dafür schenkt es Ihnen aber fast unglaublichen Schwung und extra Geschwindigkeit.

Zurück zur Frage: Was hören wir? Wo entsteht »Realität«? Wir haben erkannt: Realität entsteht überall und existiert zeitgleich und zeitversetzt in vielfältigsten Varianten. Obwohl sich anbietet, aus diesem Grund nicht einmal versuchen zu wollen, gelingende Kommunikation für möglich zu halten, streben Menschen – und wir Beratende ganz besonders – genau dies täglich an. Wir akzeptieren, dass zu gelingender Kommunikation gehört, das Scheitern und das Sich-Verlaufen im Kommunikationsprozess anzunehmen, als integralen Bestandteil von Kommunikation zu verstehen. Unsere Aufgabe ist es, möglichst wenige wertvolle Hinweise zum Verständnis im Gespräch zu verpassen (These 1) und der »Verführung« durch Äußerungen unserer Klientinnen zu widerstehen (These 2). Umso wichtiger ist es, mit freiem Ohr zuzuhören. Eine wesentliche Gelingensbedingung ist, die falschen Fährten zu erkennen und richtig zu lesen.

2.2 Die falsche Fährte

Fährtenlesen: Aus Ihrer Kindheit erinnern Sie sich vielleicht an Bücher, deren Helden in der Wildnis ums Überleben kämpfen. Vielleicht sehen Sie sich als

Erwachsene gerne Abenteuerfilme an, vielleicht aber auch Dokumentarfilme und Geschichtsbücher. Fährtenleser spielen hier oft eine bedeutende Rolle. Logischerweise wurden und werden auch im wirklichen Leben Fährtenleser für Expeditionen in unübersichtliches, wildes Gebiet als Experten hinzugezogen. Fährtenleserinnen helfen immer, die Umgebung zu verstehen, einen guten Weg zu finden, menschliche und nichtmenschliche Mitspielerinnen aufzuspüren oder rechtzeitig Kenntnis von einer möglichen Gefahr zu erhalten. Der Fährtenleser ist ein sehr angesehener und verehrter Fachmann.

Und Sie kennen bestimmt auch die Tafeln am Rande von Naturschutzgebieten, die uns Hinweise dazu geben, welche Tiere uns über den Weg laufen könnten, den wir auf unserer Wanderung beschreiten werden. Diese Tafeln trauen uns zu, selbst Fährtenleser zu sein. Auch die Vielfalt an Ratgeberbüchern und Anleitungsfilmen ist immens. Aber ich langweile Sie, denn Sie wissen bereits, worauf ich hinauswill:

Wir Beratende lesen doch aus beruflicher und vielleicht sogar persönlicher Neugier täglich mit feinem Blick und feiner Nase die verborgensten Fährten – insbesondere diejenigen, die auf den ersten Blick nicht leicht zu erkennen sind. Und genau wie Fährtenleser in der Wildnis übersehen wir gelegentlich eine Spur, täuschen uns in Details, ordnen sie dem falschen Tierchen zu, oder verlieren sie in unübersichtlichen Situationen. Im Gegensatz zu echten Fährtenlesern aber unterläuft uns nicht selten, vielleicht sogar häufiger als akzeptabel, folgendes Malheur: Wir halten ein Lamm für einen Wolf (oder umgekehrt), wir lassen uns davon überzeugen, dass ein Wolf vorrangig ein sehr sozialer, vollkommen ungefährlicher Zeitgenosse sei, wir lassen uns also »verführen«. Die Schuldigen sind schnell ausgemacht:

- die Umstände
- unsere Klientinnen
- wir selbst

Lassen Sie uns nun besonders unternehmenslustig sein und in diesem Buch nur auf uns selbst schauen. Zu diesem Zweck habe ich für Sie die Mitspieler eingesammelt, die vielen von Ihnen sehr bekannt vorkommen werden.[22] Sie lassen sich meines Erachtens diesen vier Kategorien zuordnen:

---

22 Ich danke an dieser Stelle den Kolleginnen und Kollegen der Systemischen Gesellschaft und der LinkedIn-Gruppe »Arbeits- und Organisationspsychologie«, die sich die Zeit genommen haben, auf meine Forumsanfragen zu antworten, insbesondere Wybke Behrens, Ansgar Cordes, Beate Fleming, Anne Lang, Manfred Prior.

1. unbewusste oder teilbewusste verfestigte Wahrnehmungs- und Handlungsmuster
2. Haltung
3. Handlungsvorlieben
4. Arbeitsweise

Ich hatte ursprünglich angestrebt, die Mitspieler jeweils einer der vier Kategorien zuzuordnen, doch mittlerweile finde ich: »Es kommt darauf an.« Es kommt auf Sie und Ihre aktuelle Verfassung und Ihre Einstellung an. Ich habe diese »Verführer« also stattdessen thematisch so gut wie möglich zusammengefasst. Schauen Sie sie in Ruhe an, eine kleine Denksportaufgabe folgt:

1. Merkmale der eigenen Persönlichkeit
2. das eigene Rollenverständnis
3. Vorannahmen
4. Wissen, »dass man es (besser) weiß«
5. die eigenen Ideen besser finden als die des Klienten
6. Bestätigung für die eigene Idee erhalten wollen
7. stark ausgeprägtes Selbstwertgefühl (Wirksamkeit, Methodik, ...)
8. kurze Berufserfahrung in Kombination mit frischem Methodenwissen
9. langjährige Berufserfahrung in Kombination mit soliden Überzeugungen
10. sich selbst verstärkende, innere Feedbackschleifen
11. Art und Ergebnis der Auftragsklärung
12. fehlende Informationen
13. hoher Selbstanspruch hinsichtlich der Wahl von Setting und Methoden
14. unzureichende Auftragsanpassung während des Beratungsprozesses
15. schnelle/spontane Interpretation
16. eine »Lieblingsmethode«
17. starkes Engagement
18. sich anstrengen
19. stark ausgeprägter Wille zur Unterstützung
20. schnelle Sprachhandlungsplanung (während des Zuhörens)
21. den Klienten führen wollen
22. Bedürfnis nach Kontrolle über den Prozess
23. Art des Fokus
24. Grad der Aufmerksamkeit
25. Ausrichtung der Aufmerksamkeit
26. Grad der Motivation
27. Grad des Interesses
28. Bedürfnis nach einer Pause

29. Beschäftigung mit den eigenen Gedanken
30. Prioritätensetzung
31. Zeitdruck
32. schneller zum Ziel kommen wollen
33. Ungeduld
34. den Klienten loswerden wollen
35. Erschöpfung
36. Berufsmüdigkeit

Was für eine Menge von Spielern! Stellen Sie sich die bildlich vor, wie sie zwischen Ihnen und den Ratsuchenden stehen, wie sie Ihnen von der Seite zuraunen, wie sie hinter Ihnen stehen und Ihnen ins Ohr flüstern. Aber überlegen Sie selbst:

ZUR ERKUNDUNG

- Zeichnen Sie sich ein Quadrat mit vier quadratischen Feldern. Jedes Feld steht für eine der Kategorien (Muster, Haltung, Vorliebe, Arbeitsweise). Ordnen Sie die Ihnen aus Ihrer Selbsterfahrung oder Selbstreflexion bekannten, »üblichen Verdächtigen« den Feldern zu.
- Welche der Mitspieler suchen eher Berufseinsteiger heim?
- Welche der Mitspieler suchen eher Berufserfahrene heim?

2.3 Der gute Weg

Zum Glück wissen wir alle, was gute Zuhörerinnen ausmacht. Aber lassen Sie mich Ihnen eine kurze Übersicht über die Aspekte anbieten, die ich persönlich für wesentliche Gelingensbedingungen oder Handlungsweisen für gutes Zuhören halte, damit Sie meinen weiteren Gedankengang leichter einordnen können:

1. Nur Aufträge annehmen, die zu einem passen, also mit denen man sich wohlfühlt und denen man sich methodisch und geistig gewachsen fühlt. Sollte das aufgrund des Arbeitsverhältnisses oder des eigenen Rollenverständnisses schwierig oder nicht möglich sein, zumindest den Kontrakt so schließen, dass man in der Lage ist, den Klienten gut zu beraten.[23]

23 Siehe hierzu auch von Schlippe und Schweitzer (2016, S. 235–248) und Schwing (2023, S. 172–174: »Auftragsklärung«).

2. Anliegen und Auftrag verstanden haben und zugleich die Idee haben, dass man noch nicht genug verstanden hat.
3. Neugier auf den Menschen und auf die Aufgabe.
4. Wille zur Empathie und zum aufrichtigen, menschlichen Kontakt.
5. Situative Freude am Gespräch – und wenn sich das nicht bewerkstelligen lässt: Disziplin.
6. Vollkommener Fokus auf den Klienten und Anliegen und Auftrag.
7. Die Balance zwischen Nähe und Distanz herstellen können, gute emotionale und rationale Abgrenzung bei gleichzeitiger Fähigkeit zum »Vollkontakt«.
8. Selbstreflexion, Fähigkeit zur situativen Selbstkritik und methodischen Flexibilität.
9. Überdurchschnittliches Verständnis von Sprache und deren Anwendungsweisen.
10. Wissen, wann innerhalb einer Sitzung das reine, zugewandte Zuhören und wann ein konstruktiver Dialog dem Verstehen dienlich ist.[24]
11. Fähigkeit, eine gute Balance zwischen strukturierter Methodenanwendung und situativem Flow herzustellen.
12. Mut für die richtigen Interventionen.
13. Impulskontrolle.
14. Disziplin, und nicht zuletzt:
15. Sich nicht allzu ernst nehmen.

Ich hoffe, meine 15 Punkte decken sich in etwa mit Ihren Überzeugungen und Erfahrungen. Wenn nicht, könnte Ihre Distanzierung durchaus produktiv werden, wenn Sie meine weiteren Ausführungen als Kontrasthintergrund für Ihre Einstellung und Vorgehensweise verwenden. Und wo wir schon beim Ablehnen oder Verweigern sind, lassen Sie mich zurückkehren zu unseren für »schlechtes« Zuhören sorgenden Mitspielern. Ich möchte eine Lanze für sie brechen. Denn, wie Sie wissen, handelt man zwar nicht immer gut, aber immer doch so, wie man auf Basis seiner Fähigkeiten kann und vor dem Hintergrund seiner Überzeugungen und Entscheidungen will. So gesehen gibt es mindestens 36 gute Gründe, nicht aufmerksam zuzuhören. Lassen Sie uns ansehen, woran das liegt (siehe Abbildung 5):

24 Ich danke für die Hinweise meiner Kollegin Wybke Behrens und meinem Kollegen Manfred Prior.

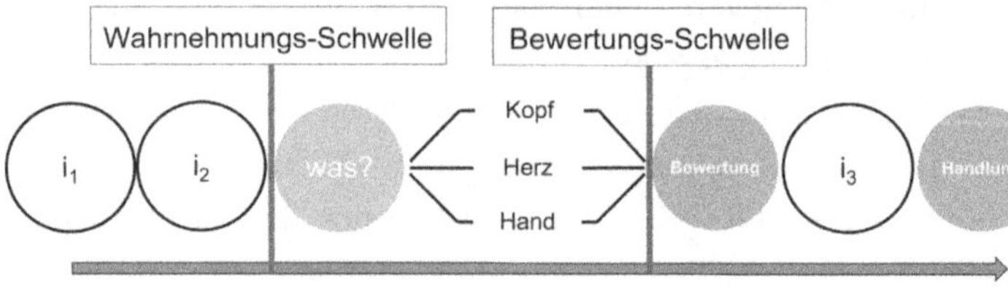

Abbildung 5: Zuhören: Schwellen

1. Nachdem die Informationen 1 (in der Innenwelt der Klientin) und die Information 2 (im übermittelten Text) entstanden sind, muss Information 2 die Wahrnehmungsschwelle des Beratenden überwinden. Neben physikalischen Faktoren spielen hierbei unsere Mitspieler eine zentrale Rolle, denn sie gehören zur Schar der Torwächter. Stellen Sie sich etwa den aufmerksamen Concierge in der Empfangsloge eines exquisiten Appartementhauses vor oder die resolute Türsteherin vor einem angesagten Club. Es kommt nicht unbedingt darauf an, ob Sie als grundsätzlich willkommene Person Zutritt erhalten werden, sondern es hängt oft auch ganz einfach von der Bereitschaft und Stimmung der Wächterperson ab.
2. Erst wenn diese Schwelle überschritten ist, beginnt Information 3 (in der Innenwelt des Beratenden) zu entstehen. Dieser Verarbeitungsprozess ist von zentraler Bedeutung für unsere Diskussion, denn an dieser Stelle wird ein unsortiert über die Wahrnehmungsschwelle gelangtes Zeichen mit Sinn versehen, indem es von Denksystem 1 oder 2 rational, emotional und handlungspraktisch geprüft wird. Diesen Gedanken greifen wir zu Beginn von Kapitel 3 wieder auf.
3. Die für jede Art von geistiger Tätigkeit notwendige Konstruktion von Sinn geht fast zwangsläufig mit einer Bewertung einher, wobei gerade Beratende selbstverständlich in der Lage sind, sich postaktional von der eigenen Bewertung zu distanzieren, sie für den Augenblick beiseitezulegen oder zu modifizieren. Im Prozess des Entstehens von Information 3 muss ein Zeichen also eine weitere Schwelle überwinden: Die Bewertungsschwelle. Auch hierbei spielen unsere Mitspieler eine zentrale Rolle, denn sie bewerten fröhlich mit, sie sprechen mit uns, führen sich auf wie Ratgeber. Zur Bewertung werden nicht nur Information 2 und unser Weltwissen, Erfahrungswissen, Methodenwissen und Situationswissen – also unser Gesamtkonstrukt von Wirklichkeit –, sondern auch unsere Ideen über Information 1 sowie deren Produzenten herangezogen. »Halt, Stopp!«, werden jetzt viele von Ihnen rufen, »gerade das macht uns doch aus, dass wir uns in die Welt

unserer Klienten hineindenken können, dass wir Hypothesen[25] bilden und unsere Interventionen daraus ableiten!« Ja, genau, aber erstens teilen diese Annahme nicht alle von uns und führen ihre Gespräche dementsprechend »nichtwissend«, und zweitens wollen wir ja auch an unsere 36 Mitspieler denken, die fleißig dabei sind, uns das Hirn zu verknoten.

4. Wie auch immer: Im besten Fall gelangen wir zu einer Bewertung der Information 2, die dem Beratungsprozess förderlich ist, im schlechtesten Fall lassen wir uns verführen zu einer Bewertung, die uns zu Handlungen leitet, die wir bei aufmerksamerem, freieren Zuhören nicht gewählt hätten (Schwing, 2023, S. 156 ff.).

Was bedeutet dies für uns? Es bedeutet: Wir müssen nicht nur aufmerksam zuhören, sondern oft auch präziser oder sogar ganz anders als bislang. Wir müssen es (wieder) schaffen, die Bewertung als Konstrukt unseres Gehirns zu verstehen. Auf diese Weise können wir die in uns entstehende Information 3 in zwei Varianten wahrnehmen: einmal ohne und einmal mit Bewertung. Die Unterscheidung zwischen diesen beiden Informationsvarianten ermöglicht es uns, unsere Ideen über Information 1 und Information 2 zu überprüfen, präzisere (oder keine) Hypothesen zu formulieren und unsere Interventionen sinnvoller zu wählen. Genau hiermit werden wir uns in den folgenden Kapiteln intensiv beschäftigen.

Zuvor bitte ich Sie jedoch, sich diese Fragen zu stellen:

ZUR ERKUNDUNG

- Welche eigenen oder fremden Erfolgsbeispiele für präzises Zuhören fallen Ihnen ein?
- Auf welche eigenen Stärken können Sie sich verlassen?
- Auf welcher Entscheidungsgrundlage planen Sie Ihre Sprachhandlungen (also Ihre willentlichen Gesprächsbeiträge, s. Abschnitt 3.2.3)? Also wann und wie stellen Sie Fragen, kommentieren Sie, geben Anregungen? Beobachten Sie bitte über einige Wochen Ihr eigenes Sprachhandeln hinsichtlich der Auswirkungen und Wechselwirkungen.

25 Eine interessante Übung aus dem Heidelberger Helm Stierlin Institut ist, Teilnehmende Hypothesen über Menschen bilden zu lassen, die sie gerade erst kennengelernt haben, um ihnen zu verdeutlichen, wie leicht es ist, mit kärglichen Informationen zu üppigen Ideen über andere zu gelangen, und wie sich diese unbestätigten Ideen dazu nutzen lassen, fein formulierte Hypothesen zu entwerfen (von Schlippe u. Schweitzer, 2016, S. 226 ff.).

- Welchen Zuhör-Tipp würden Sie als erfahrene Beratende einem jungen Kollegen geben?
- Welchen Zuhör-Tipp würden Sie als junge Kollegin einem erfahrenen Berater geben?
- Welchen Zuhör-Tipp könnten Systemiker Nicht-Systemikerinnen geben?
- Welchen Zuhör-Tipp könnten Nicht-Systemiker Systemikern geben?
- Welchen Zuhör-Tipp würden Sie sich selbst geben?

3 »Gesagt ist oft gemeint«: Wie aus Wörtern Bedeutung wird

In den Kapiteln 1 und 2 haben wir uns ausführlich mit den Einflüssen auf den kommunikativen Prozess und den Bedingungen für eine gelingende Kommunikation auseinandergesetzt. Sie werden das eventuell nur überflogen haben, etwa weil Sie die Inhalte schon kannten oder weil Ihr Hauptinteresse sich auf die linguistischen und systemischen Methoden richtet, um die es im Folgenden geht. Wenden wir uns nun zunächst der Sprache zu.

Ich möchte Sie ermuntern, in den nächsten Wochen dem Werkzeugaspekt von Sprache im Sinne des Bühler'schen Organons oder auch nur im Sinne meines 3i-Modells besondere Aufmerksamkeit zu schenken. Sie werden merken: Je mehr Sie sich auf eine analytisch klare, von möglichst vielen Grundannahmen und Gewissheiten befreite Art des Zuhörens einlassen, desto mehr wertvolle Details werden Sie wahrnehmen.

Ich weiß, dass das aus vielerlei Gründen besonders uns Beratenden schwerfällt, z. B. weil wir der Überzeugung sind, doch genau dies schon zu tun, oder weil wir das Zuhören explizit auf Basis unserer Erkenntnisse und unseres Wissens praktizieren. Unser Problem ist ja, dass wir zu viel hören, zu viel wahrnehmen und – selbst wenn uns dies unser Selbstverständnis eigentlich verbietet – zu viel verstehen, bzw. der Überzeugung sind, zu verstehen. Unabhängig davon ist bei vielen von uns Bestandteil der beruflichen Rollenbeschreibung, eine Meinung zu haben und sie zu vertreten. Die Frage ist also tatsächlich: Wie offen kann ein Zuhörprofi sein? Und daraus abgeleitet: Bis zu welchem Punkt hören wir vollkommen frei von Vorannahmen, Vermutungen und Interpretationen zu, ab welchem Punkt beginnen wir zu interpretieren und zu werten? Lassen Sie uns zur Beantwortung dieser Frage auf die Ebene der Wahrnehmung wechseln.

Zwei von Karl Bühler im Rahmen seiner Diskussion der Übermittlung von Zeichen zwischen Sendern und Empfängern verwendete Begriffe bieten sich für die fokussierte Betrachtung an (Bühler, 1934, S. 28, S. 40–46):

1. »Apperzeptive Ergänzung«: Hörerinnen ergänzen bestimmte, vom Sender unbewusst oder bewusst nicht übermittelte Informationen, um eine Äußerung verstehen zu können. Man hört sie quasi mit.[26] Ein plastisches Beispiel auf Lautebene ist die norddeutsche Aussprache des Stadtnamens »Emden« als /em/. Norddeutsche denken sich das /n/ bzw. /dn/ dazu, Menschen aus anderen deutschsprachigen Regionen fragen vielleicht nach – und für Nicht-Muttersprachler gibt man sich schon mal die Mühe, gleich /emdn/ oder sogar /emden/ zu sagen. Wenn wir analog denkend an das Verständnis eines ganzen Satzes gehen, greift dieses Prinzip auch. Denken Sie z. B. daran, was wir uns zum Verständnis alles hinzudenken, wenn wir es mit wortkargen Gesprächspartnerinnen zu tun haben. Nehmen Sie z. B. die Antwort auf die Frage nach dem persönlichen Empfinden: »Passt schon« oder »Muss ja« bekommen wir gelegentlich zu hören und können gar nicht anders, als spontan zu ergänzen.
2. »Prinzip der abstraktiven Relevanz«: Genau so, wie wir uns bestimmte Informationen hinzudenken, hören wir auch über für uns Überflüssiges und Redundantes hinweg, oder vielmehr: Wir konzentrieren uns auf das, was wir zum Verständnis benötigen. Auf der Lautebene mag dialektale Einfärbung als Beispiel dienen, so z. B. ist /a bua/ ein Bube und das dialektal eingeworfene /a/ können wir zum Verständnis des Wortes vernachlässigen (wobei wir das /b/ bzw. /be/ hinzudenken), um die Sprecherin jedoch dem bayerischen Sprachraum zuzuordnen, ist uns das /a/ hilfreich. Oder nehmen Sie meinen Nachnamen: Der spricht sich /go:s/ und nicht etwa /gö:s/, /gro:s/, /go:es/ oder ganz portugiesisch /goisch/, aber natürlich habe ich gelernt, die »überflüssigen« Lautbestandteile wegzuhören, bzw. alle Varianten in die /go:s/-Schublade zu sortieren. Auf der Satzebene funktioniert das Prinzip natürlich auch, wie Sie aus jeder Unterhaltung mit Menschen kennen, die sehr weitschweifig sprechen, wenngleich sie in reduzierter Ausführlichkeit verständlich wären (denken zumindest wir Empfänger). Als Beratende sind wir beinahe gezwungen, aus dem Redefluss herauszuhören, was für die Frage-

---

26 So etwa, wie man in einem Musikstück nur eine oder zwei Noten eines Akkords zu hören braucht, um innerlich den gesamten Akkord »zu hören«, wie man im Radioquiz nur zwei Takte eines Liedes zu hören braucht, um den Rest des Liedes »zu hören«, oder wie man sich im Setting der familiären Beratung zu einem Kind mit einer erwachsenen Person an der Hand ganz flink eine weitere erwachsene Person hinzudenkt (einige von Ihnen werden jetzt an Mutter-Kind-Vater gedacht haben, statt z. B. an Mutter-Kind-Mutter, und einige von Ihnen werden ausschließen, dass {1 Kind + 1 Elternteil} eine Familie sein kann, wohingegen sie sich bei {2 Kinder + 1 Elternteil} vielleicht nicht mehr so sicher wären. Andere hingegen würden einen verwandtschaftlichen Zusammenhang für nicht notwendig halten, sondern würden Familie über das Zusammenleben in einem Haushalt definieren).

stellungen der aktuellen Sitzung relevant ist und was nicht, bzw. darüber nachzudenken, worin der Sinn der Ausführlichkeit liegen könnte. Es mag uns auch unterlaufen, dass wir gedanklich abschweifen, unsere Aufmerksamkeit abwenden, oder auch unseren nächsten Gesprächsbeitrag planen.

ZUR ERKUNDUNG

- Überlegen Sie, aus welchem Fachbuch, aus welchem Seminar oder aus welchem kollegialen Gespräch Ihnen das Wissen um apperzeptive Ergänzung und abstraktive Relevanz möglicherweise bekannt ist.
- Achten Sie in den nächsten Wochen beim Zuhören explizit darauf, wann Sie etwas »hinzudenken« und wann Sie etwas »weghören«. Prüfen Sie, wie präsent Ihnen das im Moment des Hörens ist, aus welchem Anlass und mit welchem Ziel Sie dies tun, und was die Senderin wohl dazu anzumerken hätte.

Sie erinnern sich, oder wollen vielleicht kurz dorthin zurückblättern, an unsere Auseinandersetzung mit der Wahrnehmungs- und der Bewertungsschwelle in Kapitel 2. Bevor wir uns die Frage beantworten, wie aus Wörtern Bedeutung wird, möchte ich mit Ihnen einen weiteren Aspekt betrachten, der eng mit dem Herstellen von Sinn, dem möglichen Bewerten und der Hypothesenbildung zusammenhängt: das Interpretieren. Wir alle tun das unbewusst oder bewusst, ungewollt oder gewollt, und gehen nach Möglichkeit auf professionelle, methodengeleitete Art und Weise damit um. Fach- und Lehrbücher bieten hierzu vielfältige Hinweise und Hilfestellungen. Für Anfänger vielleicht hilfreich und sinnvoll, können Interpretationshilfen wie die von Schwing (2023, S. 158) jedoch auch dazu verleiten, zu schnell zu einem Schluss zu kommen oder eine Entscheidung zu treffen, insbesondere, wenn die Benennungen der Zuschreibungen ihrerseits eine weite Auslegung zulassen (siehe Tabelle 1):

Tabelle 1: Dimensionen der Beobachtung des Kommunikationsverhaltens von Klienten (Schwing, 2023, S. 158)

Zeigen sich die Klienten vom …	… eher als	… oder eher als
Aufmerksamkeitsstil	fokussiert	diffus
affektiven Verarbeitungsstil	bagatellisierend-untertreibend	dramatisierend-übertreibend

Zeigen sich die Klienten vom ...	... eher als	... oder eher als
kognitiven Verarbeitungsstil	linear langsam weit	mosaikartig schnell eng
Beziehungsstil	dominant autonomieorientiert	submissiv autoritätsorientiert
Verantwortungsstil (locus of control)	eigengesteuert, Verantwortung übernehmen	fremdgesteuert, verlagern von Verantwortung nach außen
Körperempfinden	entspannt	angespannt
Zeiterleben	vergangenheits-, gegenwarts-, zukunftsorientiert?	

Überlegen Sie selbst: Welche Äußerungen genau dürfen sich als »bagatellisierend« interpretieren lassen? Mit welchem Recht? Wo sind »linear« und »mosaikartig« Antonyme? Wie kann ein Therapeut ein Körper*empfinden* der Klientin wahrnehmen? Höchstens wäre doch ein Körper*ausdruck* zu beschreiben (siehe hierzu Kapitel 3.2.4)?

Aber schauen wir doch, aus dem Buch heraustretend, einfach auf unsere eigene, praktische Welt. Welche Art von beobachtbarer Kommunikation, welche Art von Äußerung können wir finden, die uns eher als andere zum vorschnellen Interpretieren verleiten könnten? Mir fallen Formulierungen ein wie:

- »Eine solche Situation kann nur ein harter Mensch aushalten.« > Setzung? Überzeugung? Erkenntnis?
- »Das liegt an meiner Jugendzeit.« > Zuschreibung? Wissen?
- »Ich kann tun, was ich will, ich lande immer wieder bei Null.« > Beharren in der Nicht-Veränderbarkeit/Aussichtslosigkeit? Sarkasmus? Galgenhumor?
- »Gegen diese üble Stimmung in der ganzen Verwandtschaft komme ich nicht an.« > Verortung der Verantwortung? Mangelndes Gefühl der eigenen Agency? Akzeptanz?
- »Das läuft in jeder Beziehung nach dem gleichen Muster ab.« > Verallgemeinerung? Ausdruck von Resignation?
- »Ja, aber was ist mit der Verantwortung der anderen?« > Ablehnen von Verantwortung? Suche nach gemeinschaftlicher Lösung?
- »Das klappt jetzt immer.« > Schwarz-Weiß-Darstellung? Optimismus? Ausdruck von Stärke?
- »Ich kann mir keinen besseren Ausgang vorstellen. So ist das perfekt.« > Übertreibung? Schönfärberei? Einleitung des Endes des Beratungsauftrags?

Sie sehen: Wir können es nicht genau wissen, selbst wenn die Aussage in einen Kontext eingebettet ist – weswegen wir ja gute Fragende sind und geduldig in diese Ausdruckswelten hineinfragen. Viele von uns nutzen die Mitteilungen der Klientinnen und die eigenen Beobachtungen zur strukturierten oder erfahrungsgeleiteten, aber auf jeden Fall wohlüberlegten Hypothesenbildung. Doch manche Äußerungen in ganz bestimmten Settings unter ganz bestimmten Umständen lassen sich eben eher ungeprüft und unhinterfragt interpretieren als andere. Und das wollen wir nicht, denn wir wollen, sollen und müssen die Kontrolle darüber haben, auf welcher Grundlage wir Gehörtes interpretieren.

ZUR ERKUNDUNG

- Was sind die Auslöser, die Sie schnell und unüberlegt interpretieren lassen?
- Welche blinden Flecken kennen Sie bei sich, die es Ihnen erleichtern, Ihre Interpretationen zu übersehen oder für Wahrheiten zu halten?
- Welche der 36 verführerischen Mitspieler haben dabei öfter ihre Hand im Spiel?
- Welche beruflichen Anforderungen oder Routinen fördern bei Ihnen das schnelle Urteil?

Meine Erfahrung ist, dass das präzise, sprachkundige Zuhören in Verbindung mit der als angenehm empfundenen Hingabe zur beruflichen Aufgabe der beste Garant dafür ist, an i_3 möglichst verlässlich zu verstehen, was an i_2 zum Ausdruck gebracht werden sollte. Aber lassen wir Teilnehmende eines meiner Zuhör-Workshops sprechen. Als Ziele nannten sie unter anderem:

- »Das Wesentliche heraushören, insbesondere in sehr begrenzter Zeit.«
- »Wertfrei heraushören, was meine Gesprächspartner wollen.«
- »Einen besseren Zugang zum Gesprächspartner finden, indem ich seinen Blickwinkel einnehme.«
- »Sensibler werden für anspruchsvolle Kommunikationspartner und meine Arbeit auf diese Weise besser erledigen.«
- »Besser entscheiden können, wohin ich meine Aufmerksamkeit lenke.«
- »Im Gespräch am Ball bleiben.«

Und damit endlich zur Sprache und ihrer Anwendungsweise: Jede Sprache hat feste Bestandteile und funktioniert nach Regeln, die uns bekannt sind und die wir selbst anwenden. Um als Beratende Ihre Klientinnen besser verstehen zu können, hilft es Ihnen, besser zu verstehen, wie Sprache funktioniert. Dieses Kapitel will jedoch keine Grammatik abbilden, sondern es benennt und beleuchtet die Bestandteile und Verwendungsweisen der Sprache, die Sie für präziseres Zuhören benötigen. Es hilft Ihnen, mehr wahrzunehmen. Und hierdurch ergibt sich für Sie auch die Möglichkeit, Ihr eigenes Sprechen feiner zu gestalten.

Die eigentlichen sprachlichen Elemente und ihre Besonderheiten betrachten wir unter praxisbezogenen Gesichtspunkten in Abschnitt 3.1. Die relevanten Regeln ihrer Anwendung im Gespräch betrachten wir in Abschnitt 3.2.[27]

Bevor Sie mit dem Lesen fortfahren, bitte ich Sie, diese vier Empfehlungen zu beachten:

1. Wenn grammatische Themen aufgetischt werden, vergeht vielen Menschen der Appetit bzw. stellt sich gar nicht erst ein. Es ist ein bisschen wie bei Mathematik oder Harmonielehre im Musikunterricht: echt wichtig, aber für viele zäh und unverdaulich. Mein Tipp für diesen sehr unwahrscheinlichen Fall: Drehen Sie sich um und gehen Sie weg – also lesen Sie einfach Abschnitt 3.2 oder sogar Kapitel 4 oder 5. Kommen Sie hierher zurück, wenn Ihnen beim Zuhören etwas auffällt, wozu Sie gerne etwas mehr erfahren wollen.
2. Es könnte durchaus passieren, dass Sie einen solchen Gefallen daran finden, auf all die feinen Sprachbestandteile und deren Nuancen zu achten, dass Sie es mit dem Zuhören ein wenig übertreiben und sich dadurch von anderen wichtigen Handlungen ablenken lassen, wie etwa sich Ihren Klienten inhaltlich und menschlich zuzuwenden. Mein persönlich erprobtes und bewährtes Gegenmittel für diesen Fall: Beschränken Sie sich auf bestimmte Situationen. Fokussieren Sie sich für einen fest definierten Zeitraum wie eine Stunde, einen Tag oder eine Woche auf nur einen der Sprachbestandteile. Fokussieren Sie sich auf die Aspekte der Sprache, die für Ihr Interesse situativ am wichtigsten sind.
3. Falls durch die intensive Beschäftigung mit der Wirkungsweise der Sprache eine Art intellektueller Übersättigung eintreten sollte, ist mein persönlich erprobtes und bewährtes Gegenmittel für diesen Fall: Legen Sie eine Pause

27 Für die von Ihnen, die tiefer einsteigen wollen, seien die Einführungswerke von Kirsten Adamzik (2010) und Karin Pittner (2025) empfohlen.

ein, etwa von einem Tag oder einer Woche. Wenden Sie sich der Sprache mit mehr Bedacht zu, etwa den Leitfragen folgend »Was interessiert mich am meisten?« oder »Was sollte ich zunächst besser kennenlernen?«.

4. Es könnte auch sein, dass die Fülle neuer Informationen Sie in einem Maße überreizt, dass Sie in bestimmten Situationen schwer eine Entscheidung darüber treffen können, wie Sie das Gehörte einordnen sollten oder welche Konsequenz Sie daraus ableiten sollten. Mein persönlich erprobtes und bewährtes Gegenmittel für diesen Fall: Prüfen Sie, was genau die Überreizung auslöst, und treffen Sie Gegenmaßnahmen, die sich richtig anfühlen. Hören Sie gezielt weg.

Als eine Art Bedienungsanleitung für das gesamte Kapitel empfehle ich Ihnen, in jedem Gespräch und nach jedem Gespräch grundsätzlich diese Fragen an sich selbst zu richten (Abbildung 6):

- Welche Ursachen und Entscheidungen lassen mich auf welche Weise sprechen?
- Was bewirkt das bei meiner Klientin? Welche Reaktionen kann ich beobachten?
- Wie verändert sich das Gespräch als Konsequenz meiner Wortwahl und meiner Gesprächsführung?
- Was passiert in mir, wenn ich meine Klientin sprechen höre?

Ursachen und Entscheidungen > Sprechweise	→	Auswirkung auf meine Klientin und beobachtbare Reaktionen
↑		↓
Auswirkung der Sprechweise meiner Klientin auf mich	←	Veränderung des Gesprächs als Konsequenz meiner Wortwahl und Gesprächsführung?

Abbildung 6: Einfluss von Wortwahl und Gesprächsführung auf das Gespräch

3.1 Sprachliche Elemente: Die Wortarten und ihre Funktionen

Die Bedeutung einer Äußerung ergibt sich nicht nur aus ihren Bausteinen, den einzelnen Wörtern, sondern auch aus deren Stellung und Kombination im Satz. Sowohl die unbewusste, musterhafte oder willentliche Wortwahl sowie der

Satzbau an sich bieten uns vielfältigste Quellen der Erkenntnis an. Werfen wir zunächst einen Blick auf die Wortarten.[28]

3.1.1 Verben

Definition: Verben drücken Handlungen, Geschehnisse und Zustände aus. Beispiel:
- Mein Teamleiter bevorzugt immer wieder andere. (Handlung)
- Die Nachricht löste beglückte Unruhe in mir aus. (Geschehnis)
- Das ist eine vertrackte Situation. (Zustand)

Anmerkung: Viele Menschen drücken Handlungen oder Geschehnisse über Zustände aus. Zum Beispiel: Der Satz »Das ist eine vertrackte Situation« lässt durch die Verwendung der Konstruktion {Merkmal} sein (also hier »vertrackt sein«) sehr viel Interpretationsspielraum. So könnte der Satz doch auch lauten:
- Die Situation überfordert mich.
- Viele Sichtweisen und Interessen prallen aufeinander.
- Wir haben das Projekt in eine Sackgasse gefahren und jetzt will keiner den Rückwärtsgang einlegen.

Keiner dieser Sätze stellt den Ausgangssatz infrage, vielmehr beschreibt jeder den Sachverhalt genauer und vor allem mit ganz unterschiedlichen Wirklichkeitskonstrukten samt Graden der Eigenverantwortlichkeit.

Sie merken bereits an diesem ersten Beispiel: Unserer Neugier sind beim Zuhören keine Grenzen gesetzt, ganz im Gegenteil. Aber erst einmal zurück zum Verb:

Für den Aspekt der Wirklichkeitskonstruktion und -variation ist es wichtig zu wissen, dass Verben den Satz »regieren«, weil von ihnen abhängt, wie viele der anderen Wortarten in welchen Funktionen verwendet werden können und in welchem Zusammenhang sie dann zueinanderstehen. Die Wahl des Verbs bestimmt also sehr stark die gesamte Satzaussage. Überprüfen Sie es selbst:

---

28 Es gibt unter Grammatikern erstaunlicherweise noch immer keine vollkommen einheitliche Klassifizierung. Ich folge hier den Prinzipien der Übersichtlichkeit und allgemeinen Verständlichkeit.

- Notieren Sie in den nächsten Klientengesprächen Sätze
  - mit weniger aussagekräftigen Verben (wie »Das habe ich dann eben so gemacht« oder »Und dann sagt der doch zu mir: ...«) oder
  - mit Verben, die sofort Ihre Aufmerksamkeit auf sich zogen (wie vielleicht »Das habe ich dann eben abgewürgt« oder »Und dann blafft der mich doch an: ...«).
- Überlegen Sie, welches Verb Sie quasi mithören, welches Verb Sie erwartet hätten, was Sie an der Wortwahl überrascht oder verwundert. Prüfen Sie, wie dieses Verb in den Gesamtkontext passt, wie stimmig es mit dem Sprachstil der Klientin ist. Wenn Sie wollen, überlegen Sie auch, welche Satzkonstruktion und welche Wirklichkeitskonstruktion dieses Verb ermöglicht oder erschwert/verhindert.

Verben können zusätzlich in ihrer Bedeutung bzw. der Gültigkeit ihrer Aussage justiert werden durch

1. zugeordnete Modalverben
2. Modus und
3. Genus

Beginnen wir mit den Modalverben. Die fünf Modalverben »können«, »wollen«, »dürfen«, »sollen« und »müssen« geben als Begleiter eines Verb-Infinitivs Auskunft über die Art einer Handlung oder eines Geschehens. Sehen Sie hier, welchen Unterschied das machen kann:

»Das konnte ich nicht ansprechen.«
»Das wollte ich nicht ansprechen.«
»Das durfte ich nicht ansprechen.«
»Das sollte ich nicht ansprechen.«
»Das musste ich nicht ansprechen.«

Die Modalverben ermöglichen also eine feine Abstufung zwischen Freiheit und Fremdbestimmung:

Tabelle 2: Modalverben als Indikatoren von Freiheit und Fremdbestimmung

Fremdbestimmung		< >	Freiheit	
müssen	sollen	dürfen	wollen	können

Diese Möglichkeit macht es leichter, mit einfachen Mitteln den Grad der persönlichen Freiheit in eine Aussage einfließen zu lassen. Ich erlebe oft, dass Klienten oder Workshopteilnehmer in Bezug auf ihre eigenen Handlungen die Modalverben »müssen« oder »nicht können« verwenden, auch wenn sie scheinbar die volle Macht über ihr Tun haben oder hatten. Hier spitzt der Berater natürlich die Ohren, weil sich vielerlei Türen in hilfreiche Erkundungsräume anbieten.

In die andere Richtung, also mehr Freiheit als gemeint oder als es angemessen wäre, geht das natürlich auch. Sie werden vielleicht selbst schon Formulierungen verwendet haben wie »Sie dürfen hier Platz nehmen« oder »Sie wollen das vielleicht hier ablegen«. Ich höre das in der Regel in einem anderen Grad der Freiheit als dem wörtlich nahegelegten, und so ist es möglicherweise auch gemeint. Aber überlegen Sie doch einfach selbst:

ZUR ERKUNDUNG

- Neigen Sie in bestimmten Situationen dazu, bestimmte Modalverben zu verwenden, auch wenn keines der fünf oder ein anderes angebrachter wäre? Wenn nein, woran liegt das? Wenn ja, in welchen Situationen tun Sie das? Welcher Sinn liegt dann darin?
- Finden Sie in Klientengesprächen drei Beispiele für die auffällige oder interessante Verwendung von Modalverben!
- Und falls Sie ein noch klareres Gespür für die Möglichkeiten von Verben erlangen möchten, achten Sie darauf, wie die Verwendung von unterschiedlichen Verben durch Ihre Gesprächspartnerin auf Ihr Denken, Fühlen und Handeln wirkt.

Für die Betrachtung der zweiten Variationsmöglichkeit, den Modus des Verbs, bietet es sich an, etwas stärker ins Detail zu gehen.

Der Modus des Verbs beantwortet die Frage: »Wie steht der Sprecher zu seiner Aussage?« Es gibt zur Kennzeichnung zwei sprachliche Möglichkeiten: Den Indikativ und den Konjunktiv. Normalerweise sprechen wir im Indikativ. Dies stammt vom Lateinischen »modus indicativus« und heißt nichts anderes als »zur Aussage geeignet«. Ein Sprecher möchte damit zum Ausdruck bringen, dass er den Inhalt seiner Aussage als wahr oder richtig betrachtet (oder zumindest den Eindruck erwecken möchte). Zum Beispiel könnten wir einen Kollegen schon einmal gesagt haben hören:

»Ein liebevollerer Umgang mit sich selbst schafft Erleichterung.«

Für alles Indirekte oder eingeschränkt Gültige nehmen wir den Konjunktiv. Der Begriff leitet sich aus dem Spätlateinischen »modus coniunctivus« ab, was so viel wie »verbindend« heißt. Merken können Sie sich das gut so: Es wird eine Verbindung zu anderen Aussagen hergestellt.

Wir unterscheiden zwischen Konjunktiv I und II. Die gebräuchlichste Funktion des Konjunktiv I ist, die sogenannte indirekte Rede wiederzugeben:

> »Ein liebevollerer Umgang mit sich selbst schaffe Erleichterung, berichten viele meiner Klienten.«

Weil es im Alltag etwas herausfordernd sein kann, diesen Konjunktiv richtig zu bilden, und seine Verwendung schnell als bildungsbürgerlich, elitär oder gestelzt interpretiert wird, helfen sich viele Menschen mit Formen des Konjunktiv II (»würde/n«), etwa:

> »Ein liebevollerer Umgang mit sich selbst würde Erleichterung schaffen, berichten viele meiner Klienten.«

Das verändert aber auch den eigentlichen Sinn, denn der Konjunktiv II dient der Kennzeichnung eingeschränkter Gültigkeit (siehe im Folgenden). Das heißt: Wenn ein Sprecher die indirekte Rede »richtig« wiedergibt, selbst wenn dies in der Alltagssprache eher ungewöhnlich ist, haben Sie eine kleine Hörinformation, die Ihnen helfen kann, an anderer Stelle eine Aussage oder auch ein Handeln besser zu verstehen.

Der Konjunktiv I wird auch verwendet, um abhängige Fragesätze zu kennzeichnen:

> »Ich werde natürlich oft gefragt, worin der Zusammenhang bestehe.«

Auch hier gilt: Wer bitte, spricht denn so? Ich zumindest wähle diese Form selten – schon allein, um in bestimmten Kontexten nicht besonders fest in die Akademikerkiste gestopft zu werden.

Aber der Konjunktiv I kann noch viel mehr, als nur die indirekte Rede oder Fragesätze wiederzugeben. Auch Wünsche und Aufforderungen können so geäußert werden. In den meisten Fällen klingt das heutzutage etwas schrullig oder nicht ganz ernst gemeint:

> »Na, das beweise er mal!«

Als Aufforderung durchaus üblich ist die Verwendung des Konjunktiv I in (scherzhaft) förmlichen Kontexten, wie etwa:

> »Möge dies meine letzte Therapie sein!«

ZUR ERKUNDUNG

Denken Sie an konkrete Situationen oder achten Sie in den nächsten Wochen darauf:

- Welche Verwendungsweisen des Konjunktiv I erwecken Ihre Aufmerksamkeit?
- Welche Interpretationen fallen Ihnen dazu ein?

Nun zum Konjunktiv II. Dieser kann verwendet werden, um die Gültigkeit einer Aussage einzuschränken – das geht ganz ohne Modalverben, Adjektive oder Partikeln. Die Nichtwirklichkeit (Irrealis), also das Mögliche, Angenommene, Gedachte, aber auch Angezweifelte, wird etwa so beschrieben:

> »Ich könnte mir vorstellen, es mal zu versuchen.«
> »Das schiene mir glaubwürdiger, wenn es mir jemand direkt berichtete.«

Das zweite Beispiel illustriert ein besonderes Phänomen: Für manche Verben wird der Konjunktiv II auf dieselbe Weise gebildet wie die Vergangenheitsform Präteritum, weshalb viele Menschen zur Umschreibung mit »würde/n« greifen:

> »Das schiene mir glaubwürdiger, wenn es mir jemand direkt berichten würde.«

Auch um Höflichkeit zum Ausdruck zu bringen, wird gern zum Konjunktiv II gegriffen (hier im Beispiel zusammen mit einem Modalverb):

> »Ich würde mich freuen, wenn Sie mir einige Referenzen nennen könnten.«

Wie mit dem Konjunktiv I lässt sich zudem die indirekte Rede darstellen, unter anderem, um zu kennzeichnen, dass man die Aussage des anderen anzweifelt, etwa:

> »Dieser Ansatz funktionierte immer – behauptet der Berater.«

Und weil das manchmal etwas sperrig klingt und mit dem Präteritum verwechselt werden kann, machen es sich viele Menschen etwas einfacher und verwenden die Umschreibung mit »würde«:

> »Dieser Ansatz würde unter allen Bedingungen funktionieren – behauptet der Berater.«

Na? Schwirrt Ihnen der Kopf? Mir ging es beim Schreiben jedenfalls so. Das liegt natürlich daran, dass diese Variationsmöglichkeit der Sprache eine der schwierigeren ist. Und deshalb machen wir es uns alle im Alltag meist auch etwas leichter, indem wir die sprachliche Präzision der Praktikabilität opfern. Und wenn wir dies nicht tun, sondern auf die sprachliche Korrektheit achten, hat das meist einen guten Grund. Überlegen Sie:

ZUR ERKUNDUNG

Denken Sie an konkrete Situationen oder achten Sie in den nächsten Wochen darauf:

- Welche Verwendungsweisen des Konjunktiv II erwecken Ihre Aufmerksamkeit?
- Welche Interpretationen fallen Ihnen dazu ein?

Abschließend werfen wir einen Blick auf das Genus. Es hat mehr Facetten, als die beiden Erscheinungsformen »Aktiv« und »Passiv« vermuten lassen möchten.

Das Genus des Verbs beantwortet die Frage »Welche Handlungsform nimmt ein Verb ein?«. Die sprachlichen Ausdrucksmöglichkeiten »Aktiv« und »Passiv« erweisen sich als ausgesprochen hilfreich, denn sie ermöglichen präzise Antworten auf die Frage:

> Wer (Was) macht was mit wem (was)?

Das Verhältnis zwischen semantischen, also bedeutungsangebenden Rollen (wer tut was und womit), und syntaktischen, also satzkonstruierenden Funktionen (Prädikat, Subjekt, Objekt), kann immer mindestens zwei Formen annehmen. Die jeweilige Verwendung hängt von stilistischen und funktionalen Bedingungen ab. Leitfrage ist: Was klingt in einer Situation angebracht und was will die Sprecherin erreichen? Es gibt diese Möglichkeiten:

- *Aktiv* (Tätigkeitsform) stellt die handelnde Person/Sinneinheit in den Mittelpunkt. Der Urheber der Handlung wird durch das Subjekt benannt:
  Der Moderator richtet den Raum her.
- *Passiv* (Täterabgewandte Form) stellt das Geschehen oder das Ziel/Objekt der Handlung in den Mittelpunkt (a). Das handelnde Subjekt wird in der Regel durch eine sogenannte Präpositionalphrase eingebracht (b):
  Der Raum wird hergerichtet. (a)
  Der Raum wird vom Moderator hergerichtet. (b)
- Es eignen sich auch verschiedene Passivkonstruktionen, am häufigsten Formulierungen mit unpersönlichen Pronomina (a), modalem Infinitiv (b) und Konstruktionen mit dem Verb »lassen« (c): Die handelnde Person bleibt wahlweise ebenfalls im Dunkeln, und zusätzlich kann die Geltung der Aussage eingeschränkt werden.
  Man richtet den Raum her. (a)
  Der Raum ist (vom Moderator) herzurichten. (b)
  Der Raum lässt sich (vom Moderator) herrichten. (c)
  Der modale Infinitiv (b) trifft eine Aussage darüber, »ob« und »wie« etwas möglich ist. Auch wird er verwendet, um Dinge auszudrücken, die als notwendig empfunden werden oder als Anordnung verstanden werden sollen. Die Verantwortlichen bleiben in dieser Konstruktion unerwähnt. Das kann für den Sprecher sinnvoll sein – auch wenn das Risiko besteht, dass hierdurch Missverständnisse entstehen oder Nachfragen ausgelöst werden. Konstruktionen mit »lassen« (c) geben ebenfalls an, inwieweit etwas möglich ist. Hier ist Vorsicht geboten, da viele Menschen diese Konstruktion in festen Phrasen verwenden (wie etwa »Das lässt sich nicht so einfach sagen«, »Das lässt mich nicht in Ruhe«).

Aber sehen wir uns das ein wenig genauer an. Grundsätzlich ist das Aktiv eine sinnvolle Form, weil die Sätze so klar und einfach wirken. Zum Beispiel:
- Die Klientin schilderte ihrer Therapeutin das komplexe Problem.

Passiv oder Passivkonstruktionen sind empfehlenswert, wenn der Fokus auf dem Prädikat oder dem Satzobjekt liegen soll, oder um noch größere Flexibilität in der Satzbildung zu erreichen. Zum Beispiel:
- Der Therapeutin wurde von der Klientin das komplexe Problem geschildert.
- Der Therapeutin wurde das komplexe Problem geschildert.
  (Effekt: Die Klientin rückt durch die Passivverwendung aus dem Bild).
- Es wurde das komplexe Problem geschildert.
- Das komplexe Problem wurde geschildert.

(Effekt: Die handelnden Personen rücken aus dem Bild, das frühere Akkusativ-Objekt steht im Rampenlicht).

- Der Therapeutin war von der Klientin das komplexe Problem zu schildern. (Effekt: Durch die Passivkonstruktion »war zu tun« erhält der Satz eine normative/präskriptive Note).
- Der Therapeutin war das komplexe Problem zu schildern.
- Von der Klientin war das komplexe Problem zu schildern. (Zusätzlicher Effekt: Durch die Auslassung jeweils eines Objektes entsteht ein entsprechend stärkerer Fokus).
- Das komplexe Problem war zu schildern. (Effekt: Die handelnden Personen rücken aus dem Bild, das frühere Akkusativ-Objekt steht als Subjekt im Rampenlicht).

Ich bin selbst immer wieder beeindruckt, wenn ich mir die Vielfalt der Möglichkeiten vor Augen führe. Aber warum, das fragen Sie sich möglicherweise, gehe ich hier in diesem Buch so sehr darauf ein? Hierfür gibt es zwei gute Gründe:

Erstens verwenden viele Menschen das Passiv, um Handelnde (nicht selten sich selbst) aus dem Fokus zu nehmen oder ganz zu verschweigen. Dies hat seinen Grund oft in dem Wunsch, statt der handelnden Person die Sache in den Vordergrund zu stellen. Zweitens wird häufig das Passiv verwendet, um Verantwortliche aus dem Blick zu nehmen. Unseren Klienten bietet das Passiv verschiedene Möglichkeiten, Mitspieler und Informationen auszulassen, was uns im therapeutischen oder beraterischen Gespräch wertvolle Hinweise geben kann.

Beide Motive sind zugleich legitim und nicht immer die beste Wahl, insbesondere, wenn situativ Transparenz, Verantwortung oder Respekt bedeutsam sind.

Überlegen Sie selbst:

ZUR ERKUNDUNG

- Achten Sie in den nächsten Wochen auf sich selbst und prüfen Sie, wann Sie Passivkonstruktionen verwenden und was Sie dabei leitet!
- In welchen Kontexten oder Situationen unterstützt es Ihr Verständnis, wenn Klienten das Passiv verwenden, wenn sie auch im Aktiv hätten sprechen können?
- Was ist Ihre Erfahrung: In welchen Situationen neigen Klientinnen dazu, das Passiv zu verwenden, auch wenn das Aktiv angebrachter wäre?
- Finden Sie je drei Beispiele für eine auffällige oder bemerkenswerte Verwendung von Aktiv und Passiv!

Und diese Fragen unterstützen Sie beim Zuhören:

HÖR-LEITFRAGEN ZUM VERB

- Wie gut passt es zur Satzaussage?
- Welches andere Verb hätte auch oder besser gepasst?
- In welchem Verhältnis stehen Bedeutung und Aussage des Verbs zur Sprecherin?
- Was folgt aus der vom Verb »regierten« Satzaussage für Sie oder andere?

3.1.2 Adverbien

Die Bezeichnung dieser Wortart legt nahe, dass Adverbien nur in Verbindung mit Verben auftreten. Das ist allerdings nur zum Teil richtig, denn ein Adverb kann auch Adjektive, Adverbialen (das behandele ich im Weiteren nicht) und Sätze begleiten. Für uns ist wichtiger, wozu sich ein Adverb verwenden lässt – und das ist ziemlich großartig, denn ein Adverb erklärt, wie Wörter, Satzglieder oder ganze Sätze verstanden werden sollen oder in welchem Umfang sie gelten. So gibt es:

1. Lokaladverbien (WO/WOHIN): hier, dort, nirgends, hierher, dorthin, hinauf, hinunter usw.
2. Temporaladverbien (WANN/BIS WANN/WIE LANGE): jetzt, sofort, gestern, morgen, immer, dauernd, nie usw.
3. Modaladverbien (WIE): so, genauso, anders, auch, außerdem usw.
4. Kausaladverbien (WARUM/WOZU): daher, deshalb, dennoch, sonst usw.

Adverbien sind also ein sehr starkes Mittel zur Gestaltung sprachlicher Wirklichkeit. Zur Illustration: Ich kenne viele Menschen, die im Alltag erstaunlich unpräzise mit Lokaladverbien umgehen, wie etwa zum Beispiel: »Ja, die Kaffeemaschine steht dahinten« (plus unbestimmtes Wedeln mit dem Arm). Das muss zu Nachfragen führen, wenn die Maschine etwas entfernt und vielleicht sogar außer Sichtweite steht. Oder die Temporaladverbien »immer« und »nie« kommen häufig in Konfliktsituationen zur Anwendung – ein Ihnen wohlvertrauter Klassiker. Personalentwickler hören nicht selten in Teamsitzungen Sätze wie »Nie, nie, nie, aber auch nie bringst du mal was Konstruktives mit in die Runde! Immer nur Einwände und Bedenken!« Das führt unweigerlich zur Eskalation und Verhärtung. In Achtsamkeitstrainings lernen die braven Mitarbeiter dann mitunter Formulierungen wie »OK, ich höre dich oft als Erstes Bedenken äußern. Könntest du stattdessen vielleicht zukünftig etwas öfter einen Vorschlag machen, wie wir es hinkriegen könnten?« Aber Scherz beiseite – Sie sehen, was ich meine. Apropos hinkriegen: Sie erleben sicher gelegentlich, wie Menschen, die noch keine präzise Vorstellung einer konkreten Handlungsweise haben, oder sich selbst als nicht handlungsmächtig erleben oder zu viele Hindernisse wahrnehmen, das Modaladverb »irgendwie« verwenden, gerne als Begleitung von Verben wie »hinbekommen«, »zurechtbiegen«, »durchstehen«, »durchwurschteln«. Und Sie hören dieselben Formulierungen auch von Menschen, die sich damit aus der Verantwortung nehmen wollen.

Hier Ihre Übungen dazu: Wie halten es Ihre Klientinnen mit den Adverbien?

ZUR ERKUNDUNG

- In welchen Fällen helfen Ihnen die von den Klientinnen gewählten Adverbien, eine Schilderung besser zu verstehen, in welchen Fällen lenken sie Ihre Aufmerksamkeit in eine falsche Richtung?
- Wie gezielt scheinen die Klientinnen sie einzusetzen?
- Welche Rolle scheinen Gefühle hierbei zu spielen?
- Finden Sie drei Fälle aus Gesprächen, in denen ein Adverb aus Ihrer Sicht ungeschickt gewählt war!
- Finden Sie drei Fälle aus Gesprächen, in denen ein Adverb aus Ihrer Sicht sehr gut gewählt war!

Und mit Blick auf die Klienten, denen Sie genauer zuhören möchten, hier meine Tipps:

HÖR-LEITFRAGEN UND EIN TIPP ZUM ADVERB

- Auf welche Weise färbt es die Bedeutung des Verbs?
- Wie wirkt sich das auf die Konstruktion von Wirklichkeit aus?
- Was sagt es über die Einstellung des Sprechers aus?
- Achten Sie auch auf die Aspekte »Bedürfnisse«, »Ausdruck von Gefühlen«!

3.1.3 Substantive

Definition: Substantive bezeichnen konkrete oder abstrakte Dinge, Personen und Sachverhalte. Beispiele:

- Das Wort »Tisch« bezeichnet einen Gegenstand, zu dem ich mir ein Bild machen kann. Der Tatsache, dass es viele Arten von Tischen gibt, begegnet unsere Sprache durch das Angebot der Zusammensetzung von Wörtern, also etwa Esstisch, Beistelltisch, Bürotisch, Couchtisch, Nachttisch.
- Der abstrakte Begriff »Konzept« bezeichnet etwas, das sowohl ein konkret auf Papier existierendes Dokument sein kann als auch ein mental existierendes Gedankengerüst oder auch einfach eine komplexe Idee.

Diese Eigenschaften machen sich Menschen zunutze, um einen Sachverhalt oder einen Vorgang mehr oder weniger konkret zu formulieren. Hier als Beispiel drei Varianten, wie ein Sprecher auf ganz unterschiedliche Weise artikulieren könnte, wie er mit Kai ein schwieriges Thema ansprechen wird:

1. »Kai und ich suchen morgen nach einer einvernehmlichen Lösung.«
2. »Wir werden miteinander sprechen.« (< »wir« statt »Kai und ich«).
3. »Es wird einen Dialog geben.« (< »Dialog« statt »Kai und ich« bzw. »wir«).

Passend dazu drei Wahrnehmungsübungen für Sie:

ZUR ERKUNDUNG

- Nehmen Sie einen Satz, den Sie öfter von anderen hören oder selbst verwenden. Variieren Sie die Substantive in diesem Satz, um die Bedeutung zu verwässern, zu schärfen oder (vollkommen) zu ändern. Bitte mindestens drei Beispiele!
- Finden Sie drei Beispiele für die Verwendung von Substantiven, die Ihnen fremd, seltsam oder irritierend vorkam!
- Notieren Sie Substantive, von denen Sie sich wünschen, dass der eine oder andere Klient sie in Zukunft öfter einmal durch andere ersetzen möge!

Und hier einige Hinweise:

HÖR-LEITFRAGEN UND EIN TIPP ZUM SUBSTANTIV

- Was wird hier wie bezeichnet? Wie wirkt sich das auf den Satz aus? Was hat das mit dem Kontext zu tun?
- In welchem Verhältnis stehen Bedeutung und Aussage des Substantivs zur Sprecherin?
- Achten Sie auf die Aspekte »Motive«, »Ziele«, »Konstruktion von Wirklichkeit«, »Mitteilen von Gefühlen«!

3.1.4 Adjektive

Definition: Adjektive bezeichnen Merkmale von Lebewesen, Gegenständen und Vorgängen/Geschehnissen. Sie können sinnlich Wahrnehmbares beschreiben, wie Farben, Formen und Geräusche (z. B. blau, eckig, laut), das Beschriebene werten, eine Stimmung vermitteln, Gefühle ausdrücken (z. B. perfekt, aufgekratzt, ambivalent), eine Beziehung zu einer Gemeinschaft herstellen (z. B. verständnisvolle Kollegen, raumgreifende Gruppenteilnehmerinnen), Dinge klassifizieren (wie beschwerlich, anregend, konstruktiv).

Die Funktion von Adjektiven ist, Sprache anschaulicher und bildhaft zu machen. An der Anzahl und der Wahl der Adjektive, die eine Gesprächspartnerin verwendet, kann man erkennen, wie sie die Lage »sieht«. Da es für viele Wörter und somit auch für Adjektive sogenannte Synonyme (griechisch für »von gleichem Namen«) gibt und weil die deutsche Wortbildung durch Zusammensetzung weitere Vielfalt erlaubt, sind der Nuancierung nur wenige Grenzen gesetzt. Zur Illustration hier etwas aus den Bedeutungsfeldern von »blau« und »großartig«:

Tabelle 3: Bedeutungsvarianten von Adjektiven

Varianten von »blau«	Varianten von »großartig«
himmelblau	fabelhaft
zartblau	groß
bleu	knorke
blue	riesig
bläulich	überwältigend
blaufarben	gewaltig
taubenblau	slay
veilchenblau	hinreißend
augenveilchenblau	formidabel
eingebläut	mega

Adjektive können an vielen Stellen im Satz vorkommen, denn sie können als Attribute von Substantiven (z. B. der großartige Supervisor), anderen Adjektiven (z. B. der ehemals großartige Egon) und Adverbien (z. B. der Supervisor war großartig eingestellt) verwendet werden, ferner können sie als eigenständiges Satzglied auftreten (z. B. der Supervisor ist immer noch großartig).

ZUR ERKUNDUNG

- Achten Sie bei Ihren Klienten auf deren Verwendung von Adjektiven. Achten Sie darauf,
  1. auf welche Weise sie die sinnliche Wahrnehmung beschreiben,
  2. wie sie eine Wertung aussprechen,
  3. wie sie gegebenenfalls die Beziehung zu einer Gemeinschaft herstellen und
  4. das Substantiv, das sie näher beschreiben, klassifizieren.

- Finden Sie drei Beispiele für die Verwendung von Adjektiven, die Ihnen fremd, seltsam oder irritierend vorkam.
- Notieren Sie Adjektive, von denen Sie sich wünschen, dass Ihre Klientinnen sie in Zukunft öfter einmal durch andere ersetzen mögen.

Diese Fragen helfen Ihnen beim genauen Zuhören:

HÖR-LEITFRAGEN UND EIN TIPP ZUM ADJEKTIV

- Welches andere Adjektiv hätte aus Ihrer Sicht auch oder besser gepasst? Wie kommen Sie darauf?
- Wie deuten Sie die Betonung/Melodie der Aussprache?
- Achten Sie auf die Aspekte »Konstruktion von Wirklichkeit« und »Mitteilen von Gefühlen«!

3.1.5 Artikel

Definition: Es gibt bestimmte (der, die, das) und unbestimmte Artikel (ein, eine, ein). So lassen sich Substantive individuell und gezielt – also bestimmt – bezeichnen (»Dieses Projekt ist Vergangenheit«) oder es kann eine Aussage über eine generelle Klasse von Dingen, Personen oder Sachverhalten getroffen werden, was die Aussage auf eine gewisse Art und Weise unbestimmt macht (»Ein Verhaltensmuster erschaffen Sie nicht über Nacht«).

Wenn durch den Kontext deutlich wird, dass über eine Klasse von Substantiven »im Allgemeinen« gesprochen wird, kann das Verwenden des bestimmten Artikels verstärkend wirken:

»Das Drama gehört zu unserer Unternehmenskultur.«
»Die Eltern tragen die Verantwortung für Ihren Schmerz.«

Umgekehrt kann das Verwenden des unbestimmten Artikels in Bezug auf eine bestimmte Person oder einen bestimmten Gegenstand abmildernd oder auch distanzierend wirken, wie etwa:

»Eine ältere Schwester hat keinen Erziehungsauftrag.«
»Unklare Rollenbeschreibungen können eine Führungskraft natürlich sowohl stärken als auch schwächen.«

Und hier Ihre Aufgabe dazu:

ZUR ERKUNDUNG

Erinnern Sie sich an Sätze aus Ihrem beraterischen Kontext, die Ihnen aus den letzten Tagen in Erinnerung sind, und prüfen Sie, wie dort der bestimmte und der unbestimmte Artikel verwendet wird. Nennen Sie hier mindestens drei Beispiele und erklären Sie, was Ihnen daran auffiel!

Und dieser Fokus ist für das präzise Hören von Artikeln hilfreich:

HÖR-LEITFRAGEN UND EIN TIPP ZUM ARTIKEL

- Wird der Artikel als Platzhalter ohne das eigentlich zu bestimmende Substantiv verwendet? Was geschieht dadurch? (siehe im Folgenden »Pronomen«)
- Was sagt die gewählte Form möglicherweise über die Einschätzung des Sprechers aus?
- Achten Sie auf die Aspekte »Motive«, »Ziele«, »Konstruktion von Wirklichkeit«!

3.1.6 Pronomen

Definition: Pronomen (lateinisch »für das Wort«) stehen als Stellvertreter für bereits an früherer Stelle erwähnte Personen, Dinge, Sachverhalte oder gedankliche Gegenstände. Sie haben die Funktion, zu verweisen, hinzuweisen, Menge und Besitz anzuzeigen, zu bestimmen und zu verneinen. Sie sind besonders wichtig, um Kohärenz, also Zusammenhang, in unserer Sprache herzustellen. Wichtige Aspekte:

Die Klientin verweist mit einem Pronomen auf etwas, was Ihnen nicht greifbar ist. Sie können sich fragen:

- Habe ich nicht aufmerksam zugehört?
- Denkt die Klientin, sie habe bereits davon gesprochen?
- Besteht für die Klientin ein logischer Zusammenhang, den ich nicht sehe?
- Ist für die Klientin der durch ein Pronomen ersetzte Mensch, Gegenstand, Sachverhalt oder Gedanke so präsent, dass er nicht benannt werden muss?

- Hat er eine besondere Qualität, die seine namentliche Nennung verhindert oder verbietet?
- Häufige Falle Indefinitpronomen: Indefinitpronomen bezeichnen etwas, und gleichzeitig auch wieder nicht, denn sie bezeichnen eine nicht näher definierte oder eingegrenzte Menge (etwas, nichts, man, ein paar, ein wenig, ein bisschen, einer/eine/eines, mancher/manche/manches, jemand, niemand, aller/alle/alles, einiger/einige/einiges). Ihnen wird im Beratungsgespräch bereits aufgefallen sein, dass Klienten Indefinitpronomen verwenden, ohne dass Ihnen als Hörerin die Aussage ausreichend konkret ist. Beispiel: Das Wörtchen »man« bezeichnet eine nicht näher eingegrenzte Menge von Menschen (»Da kann man nichts machen«, »Das darf man nicht überbewerten«, »Da findet man nicht immer eine Lösung«).

Hier drei kleine Übungen für Sie:

ZUR ERKUNDUNG

- Finden Sie ein Beispiel für den Fall: Unverständnis Ihrerseits darüber, worauf mit einem Pronomen verwiesen werden sollte.
- Finden Sie ein Beispiel für den Fall: Indefinitpronomen wird absichtlich verallgemeinernd oder unabsichtlich verwaschend verwendet.
- Finden Sie ein Beispiel für den Fall: Das Pronomen wird verwendet, um eine Person oder einen Sachverhalt nicht benennen zu müssen.

Und dieser Fokus ist für das präzise Hören von Pronomen hilfreich:

HÖR-LEITFRAGE ZUM PRONOMEN

Wenn die Verwendung weder der Praktikabilität noch der Bequemlichkeit des Sprechers zu dienen scheint: Welche Hinweise haben Sie, die eine wirklichkeitsgestaltende Absicht wahrscheinlich erscheinen lassen?

3.1.7 Partikeln

Definition: Es gibt eine Reihe unterschiedlicher sogenannter Partikeln (lateinisch für »Teilchen«), die keine grammatische Funktion erfüllen. Partikeln können also weggelassen werden, ohne dass der Satz »falsch« würde. Sie färben jedoch Aussagen, stellen sie in ein bestimmtes Licht und geben dem Satz oft seine eigentliche Bedeutung. Hier ein Überblick über die gebräuchlichsten Partikeln:

- *Abtönungspartikeln* (aber, bitte, denn, eben, doch, eigentlich, etwa, halt, ja, mal, schon, vielleicht, wohl) geben die Haltung des Sprechers zum Gesagten wieder. Sie beziehen sich auf den ganzen Satz:
  »Damit müssen wir uns *aber* jetzt nicht schon wieder beschäftigen.«
  Funktion: Irritation/Ablehnung ausdrücken
  »Dann hätten Sie sich *eben* früher darum kümmern müssen!«
  Funktion: kritisieren, »Schuldsoße« eingießen
  »Was stört dich *eigentlich?*«
  Funktion: eigene Unkenntnis verdeutlichen/Partneraussage hinterfragen
  »Das ist *wohl* eine Annahme Ihrerseits?«
  Funktion: einschränken
- *Gradpartikeln* (z. B. ausgesprochen, äußerst, sehr, echt, einigermaßen, fast, gar, halbwegs, höchst, irre, nur) beziehen sich nicht auf den gesamten Satz, sondern nur auf Adjektive, Adverbien und sehr selten auf Verben. Gradpartikeln verwenden wir, wenn wir ausdrücken wollen, dass eine Aussage stärker oder schwächer als gewöhnlich oder als erwartbar gilt:
  »Die Auseinandersetzung mit Ihrer These fand ich *äußerst* erkenntnisreich.«
- *Fokuspartikeln* (allein, besonders, selbst, bloß, sogar) heben bestimmte Satzteile hervor und stellen sie in den Fokus der Äußerung. Dort liegt dann meist auch der Hauptakzent:
  »Das hätten selbst mit der Sache Unvertraute verstanden.«
- *Gesprächspartikeln* (hm, ach, so, ja, ...) sind Äußerungen, die in sich keinen, einen geringen oder einen kontextunpassenden lexikalischen, also wörtlichen, Sinn tragen, sondern durch ihre stimmlichen Eigenschaften eine Botschaft übermitteln sollen. Meine absoluten Lieblinge!

Wichtig zu wissen:

- Oft liegen dem Gebrauch von Partikeln bestimmte Vorannahmen des Klienten zugrunde. Diese müssen Ihnen aber gar nicht bekannt oder präsent sein.
- Der Gebrauch von Partikeln kann dann zu Verständigungsproblemen führen (Tabelle 4), wenn die zugrunde liegenden Annahmen von den Beteiligten unterschiedlich gedeutet werden:

Tabelle 4: Missverständnis durch Mehrdeutigkeit von Partikeln

Vorannahme von A	A sagt – B hört	Interpretation durch B
»Jeder ist für seine eigenen Gefühle verantwortlich. Das gilt insbesondere hier.«	»Grundsätzlich ist jeder für seine eigenen Gefühle verantwortlich.«	»Das wissen wir beide auch, aber hier verhält es sich anders.«

Person A verwendet die Partikel »grundsätzlich«, um eine zuvor gemachte Äußerung zu unterstreichen. Person B interpretiert »grundsätzlich« als Richtungswechsel. In der Regel ergibt sich die Bedeutung aus dem weiteren Gesprächsverlauf, aber die Gefahr von Missverständnissen bleibt bestehen.

Ich kann mir vorstellen, dass Sie beim Lesen mit Ihren Gedanken schon bei Ihren eigenen Hörerlebnissen waren. Hier meine Angebote zur strukturierten Vorgehensweise:

ZUR ERKUNDUNG

Reflektieren Sie, wie die Verwendung von Partikeln auf Sie ganz individuell wirkt:

- »In diesen Kontexten finde ich den Einsatz von Partikeln durch meine Klienten sinnvoll … . Das hilft mir beim Verständnis, weil … .«
- »In diesen Kontexten finde ich den Einsatz von Partikeln hinderlich, weil … .«
- Bitte jeweils nachdenken über Abtönungspartikeln, Gradpartikeln und Fokuspartikeln! Am besten mindestens je ein Beispiel finden!
- Finden Sie Beispiele dafür, wann Sie die – eventuell gehäufte – Verwendung von Partikeln irritiert, anstrengt oder befremdet!

Beim Zuhören könnten Sie hierauf achten:

HÖR-LEITFRAGEN UND EIN TIPP ZU DEN PARTIKELN

- Auf welche Weise modifizieren diese Partikeln die Aussage?
- Wo zwischen den Polen »unreflektiertes Füllsel« und »gezielter Einsatz« würden Sie die Verwendung dieser Partikeln verorten?
- Welche Rückschlüsse lassen sich möglicherweise ziehen?
- Achten Sie auf die Aspekte »Konstruktion von Wirklichkeit« und »Erzeugen von Gefühlen«!

3.2 Sprachliche Elemente: Die Anwendung im Gespräch

Wie eingangs versprochen, betrachten wir nach der gründlichen Beschäftigung mit den einzelnen, sprachlichen Elementen nun die relevanten Regeln ihrer Anwendung im Gespräch. Ich habe für Sie ausgewählt den Satzbau, die Prosodie, Organisation und begleitende bzw. selbstredende, körperliche Information.

3.2.1 Satzbau

Der Satzbau gibt uns durch seine innere Ordnung – in Verbindung mit der Zuweisung bestimmter Fälle (Kasus) zu Wörtern der einzelnen Wortarten – klare Anhaltspunkte dazu, welcher Sinn sich aus dem Satz ergeben soll. Die Wörter und Wortgruppen nehmen dann bestimmte Funktionen ein. Trotzdem erlauben uns unsere Sprachregeln auch, Wörter recht frei im Satz umherzuschieben. Bevor wir uns damit befassen, warum uns die genaue Wahrnehmung der Satzkonstruktion im beraterischen Gespräch wertvoll sein kann, zur Orientierung hier die wichtigsten Funktionen im Satz:

- Das Prädikat oder die Satzaussage bezeichnet Handlungen, Zustände oder Vorgänge. Das Prädikat »regiert« den Satz. Hierfür verwenden wir Verben: »Die Supervisorin *bereitete* alles *vor.*«
- Subjekt oder Satzgegenstand (WER, immer im Nominativ) ist das dem Verb »Unterworfene« – es kann ohne Verb nicht sein. Hierfür verwenden wir Substantive, Pronomen und substantivierte Adjektive/Verben: »Die *Kollegen* trudelten nach und nach ein.«
- Objekt (WEN im Akkusativ/WESSEN im Genitiv/WEM im Dativ) ist das dem Prädikat »Vorgesetzte«. Es bezeichnet, worauf sich eine Handlung oder ein Vorgang bezieht:
  »Ich möchte heute über ein dringliches *Anliegen* sprechen.« (Akkusativ)
  »Der fortgeschrittenen *Uhrzeit* geschuldet werde ich mich aufs Wesentliche konzentrieren.« (Dativ)
  »Das Problem entsprang aus einem Augenblick der *Unaufmerksamkeit.*« (Genitiv)

Es gibt noch weitere Arten von Satzgliedern, deren Darstellung hier zu weit führen würde. Der Ausführung, Kombination und Ergänzung sind fast keine Grenzen gesetzt, wie der erste Satz von Thomas Manns Roman »Buddenbrooks« (Mann, 2023, S. 7 f.) zeigt:

»Die Konsulin Buddenbrook, neben ihrer Schwiegermutter auf dem geradlinigen, weiß lackierten und mit einem goldenen Löwenkopf verzierten Sofa, dessen Polster hellgelb überzogen waren, warf einen Blick auf ihren Gatten, der in einem Armsessel bei ihr saß, und kam ihrer kleinen Tochter zu Hilfe, die der Großvater am Fenster auf den Knien hielt.«

Aber treten wir einen Schritt zurück und betrachten die gängigen Arten, einen Satz zu konstruieren, und die üblichsten Satzfunktionen.

Arten von Sätzen und Satzgliedstellung
Der Aussagesatz hat im Deutschen die Normstellung Subjekt | Prädikat | Objekt, also etwa:
- »Die Probleme begannen mit dem Jobwechsel.«

Durch sogenannte markierte Satzgliedstellung, die von der Grundform abweicht, kann Ihre Klientin Satzglieder hervorheben, wie in diesem Fall die Weiterbildung:
- »Mit dem Jobwechsel begannen die Probleme.«

Es gehen sogar mit etwas Hilfe einer Adverbialphrase diese Stellungen:
- »Ganz bestimmt begannen die Probleme mit dem Jobwechsel.«
- »Ganz bestimmt begannen mit dem Jobwechsel die Probleme.«

Wenn Ihre Klientin Sie auffordern will, nun etwas zu tun, stellt sie das Prädikat nach vorne und senkt die Stimme am Ende (Prädikat | Subjekt | Objekt – PSO):
- »Helfen Sie mir!«

Sie könnte natürlich auch fragen, aber dazu mehr weiter unten. Etwas direktiver oder vielleicht auch hoffnungsvoller kann sie Sie nämlich auch in Form eines Aussagesatzes zum Handeln auffordern:
- »Sie helfen mir!«

Wenden wir uns nun den Fragen zu. In der Regel ist die »normale« Satzgliedstellung bei Fragen PSO, also:
- »Helfen Sie mir?«

Natürlich kann ein Sprecher auch davon abweichen, wenn er damit den Satzfokus auf ein bestimmtes Satzglied legen möchte. Fragesätze bieten drei Möglichkeiten:

- *Entscheidungsfragesätze* (auch »geschlossen« genannt) zielen auf ein Ja oder ein Nein Ihres Gesprächspartners ab (siehe »Helfen Sie mir?«).
- Die sogenannten *Alternativfragen* sind eine Unterform dieses Fragetyps (»Helfen Sie mir oder soll ich anderswo Hilfe suchen?«).

In beiden Fällen wird eine eindeutige Festlegung erwartet.

- *Ergänzungsfragesätze* (sogenannte »offene« oder W-Fragen) bieten dem Partner einen größeren Spielraum (»Wer könnte mir helfen?«).

Hier drei Fragen für Sie:

ZUR ERKUNDUNG

- Erinnern Sie sich an Gespräche mit Klientinnen, in denen Ihnen der Satzbau ungewöhnlich vorkam. Woran könnte das gelegen haben?
- Ab welchem Grad syntaktischer Komplexität wird es Ihnen zu schwierig, dem roten Faden zu folgen? Wovon ist das möglicherweise abhängig?

Bleibt die Frage, auf welche Aspekte des Satzbaus sich beim Zuhören immer zu achten lohnen könnte:

HÖR-LEITFRAGEN UND TIPPS ZUM SATZBAU

- Achten Sie grundsätzlich auf diese Aspekte: normabweichende, »markierte« Satzgliedstellung, ausgelassene oder durch Platzhalter wie Pronomen ersetzte Satzglieder, Rolle der Prosodie.
- Wenn der Satzbau die formale Form einer Aussage hat: Was spricht dafür (anstelle der Frageform)?
- Wenn der Satzbau die formale Form einer Frage hat: Was spricht dafür (anstelle der Aussageform)?
- Wenn eine Sprecherin sehr komplexe Satzstrukturen bildet, zeigt das, dass sie mit Sprache sehr gut umgehen kann. Fragerichtungen hierzu: Welche Ursachen oder Motive sind außer dem Bemühen um gedankliche Präzision denkbar? Ginge es auch einfacher? Wie wirkt das auf mich? Soll das so wirken?
- Wenn ein Sprecher sehr knappe, kurze Sätze bildet, sind diese Fragen möglicherweise interessant für Sie: Welchem Zweck dient das? Wie wirkt das auf mich? Soll das so wirken?

- Gehen Sie grundsätzlich davon aus, dass Ihre Klientinnen entweder recht musterhaft eine bestimmte Form von Satzbau verwenden, was Ihnen die Möglichkeit eröffnet, genauer nachzufragen, oder dass sie im Fall einer markierten Satzgliedstellung unbewusst oder willentlich eine bestimmte Nuance in die Satzbedeutung bringen wollen.

3.2.2 Prosodie

»Prosodie« bedeutet auf Griechisch so viel wie »das Hinzugesungene«. Für Mitglieder der beratenden Berufe finde ich diese Übersetzung sehr hilfreich, weil sie uns daran erinnert, wie viele Hinweise auf innere Vorgänge oder Übermittlungsabsichten in der Tonalität stecken. Schauen wir deshalb ein wenig genauer hin. Die Prosodie setzt sich aus diesen vier Artikulationsqualitäten zusammen: Melodie, Akzent, Pausen und Lautstärke.

Melodie

Die Stimmmelodie wird im Wesentlichen durch die Intonation bestimmt. Intonation bezeichnet im engeren Sinne den Tonhöhenverlauf. Mit steigender Intonation kennzeichnet man Fragen, dort steigt die Tonhöhe zum Satzende an; mit fallender Tonhöhe markiert man einfache Aussagesätze, dort sinkt die Tonhöhe zum Ende hin ab. Hieran sind alle Sprecher gewöhnt, das wird erwartet.

Grundsätzlich ist Intonation bedeutend für die Gesamtwirkung der Stimme: Schließlich ändern Sprecher die Tonhöhe nicht nur am Satzende, sondern variieren sie über den ganzen Verlauf des Satzes. Eine stets gleichbleibende Intonation lässt die Stimme monoton, teilweise auch unnatürlich wirken und ist wenig anregend für die Zuhörerin. Eine angenehm »melodiöse« Stimmführung wirkt lebhaft, zuweilen sogar charismatisch. Sehr starker Einsatz von Melodie hingegen kann überspannt oder affektiert wirken. Vergleichen Sie die Verlaufskurven in Abbildung 7.

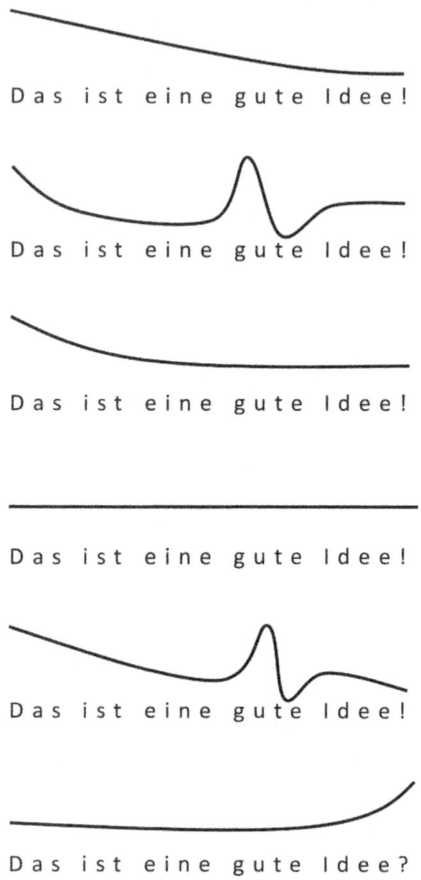

Abbildung 7: Beispiele von Tonhöhenverläufen

Akzent/Betonung

Der Satzakzent ist ganz besonders wichtig für die korrekte Übermittlung der Botschaft. In der Regel wird er auf das wichtigste Element gelegt, Sie werden sich an Beispiele wie dieses erinnern:

A: »Wie *kalt* war sein Lächeln?« B: »Das Lächeln war *warm.*«

B: »Das Lächeln war *warm,* aber das Herz war *kalt.*«

A: »Das Lächeln ist doch nicht *warm?!*« B: »Das Lächeln *ist* warm.«

Lautstärke
Auch die Lautstärke der Stimme Ihres Gegenübers entscheidet darüber, was bei Ihnen ankommt. Wenn er zu leise spricht, hören Sie ihn nicht richtig. Spricht er zu laut, sind Sie vielleicht irritiert und hören nicht richtig zu, weil Sie stattdessen über die Ursache nachdenken. Die Einstufung in »zu leise«, »gerade richtig/angemessen« und »zu laut« erfolgt auf Grundlage physischer Grenzen (nicht wahrnehmbar bis schmerzhaft), sozialer Normen (situative Angemessenheit, Gesprächsanlass und -ziel) und individueller Bedürfnisse (Hörvermögen, Vorlieben). Die subjektiv wahrgenommene, relative Lautstärke ist meist entscheidend, auch wenn wir uns bemühen, objektive Distanz von unserer eigenen Einstufung zu halten.

Pausen
Die von einer Klientin beabsichtigte oder durch den Berater, Coach oder Therapeuten zugeschriebene Bedeutung einer Äußerung kann über Sprechpausen stark beeinflusst werden. Vergleichen Sie:
- »Es gibt Ereignisse im Leben, die eine starke Wendung herbeiführen können. PAUSE. So war das auch bei mir.«
- »Es gibt PAUSE Ereignisse im Leben, die eine starke Wendung herbeiführen können. So war das auch bei mir.«
- »Es gibt Ereignisse im Leben PAUSE, die eine starke Wendung herbeiführen können. So war das auch bei mir.«
- »Es gibt Ereignisse im Leben, die eine starke PAUSE Wendung herbeiführen können. So war das auch bei mir.«
- »Es gibt Ereignisse im Leben, die eine starke Wendung herbeiführen können. So war das auch bei PAUSE mir.«

Pausen können auch sehr gut genutzt werden, um das Verständnis bei Hörern zu sichern (durch geschenkte Zeit zum »Sackenlassen«):
- »Das war eine wichtige Wendemarke in meinem Leben. PAUSE Von hier aus habe ich Vieles ganz neu und anders gesehen.«

Um Nachdruck zu verleihen:
- »Es ist wichtig, dass Sie sich Zeit lassen. PAUSE Das hat auch mit Selbstrespekt zu tun.«

Aber was fällt Ihnen selbst dazu ein?[29] Prüfen Sie:

ZUR ERKUNDUNG

- Wie melodisch sprechen Sie? Ist das immer etwa gleich oder gibt es Situationen, in denen Sie monotoner oder melodiöser werden?
- In welchen Situationen fällt Ihnen bei Klienten der Sprachakzent bzw. die Betonung besonders auf? Wie gehen Sie damit um?
- Sprechen Sie im Vergleich zu anderen (also sowohl Kolleginnen als auch Kunden/Klienten) eher leiser oder lauter? Wann ist das eine bewusste Entscheidung?
- Wie reagieren Sie auf aus Ihrer Sicht längere Pausen im Redefluss Ihrer Klienten?

Die folgenden drei Fragen unterstützen Sie beim Lauschen:

HÖR-LEITFRAGEN ZUR PROSODIE

- Wie stimmig ist die Prosodie mit dem Inhalt und den vermuteten oder geäußerten Absichten der Sprecherin?
- Welche Hinweise gibt es in einer bestimmten Situation dafür, dass die Prosodie meines Gesprächspartners authentisch ist, also Ausdruck echten Denkens und Fühlens?
- Welche Hinweise gibt es in einer bestimmten Situation dafür, dass die Prosodie meiner Gesprächspartnerin ein rhetorisches Mittel ist, also Anzeichen für ein bestimmtes Gesprächsziel?

Bevor wir zur Redeorganisation übergehen, finden Sie in Abbildung 8 eine zusammenfassende Übersicht.

29 Allen, die sich hier etwas tiefer einlesen und einen Überblick verschaffen möchten, sei empfohlen z. B. Langenmayr (1997, S. 264–270).

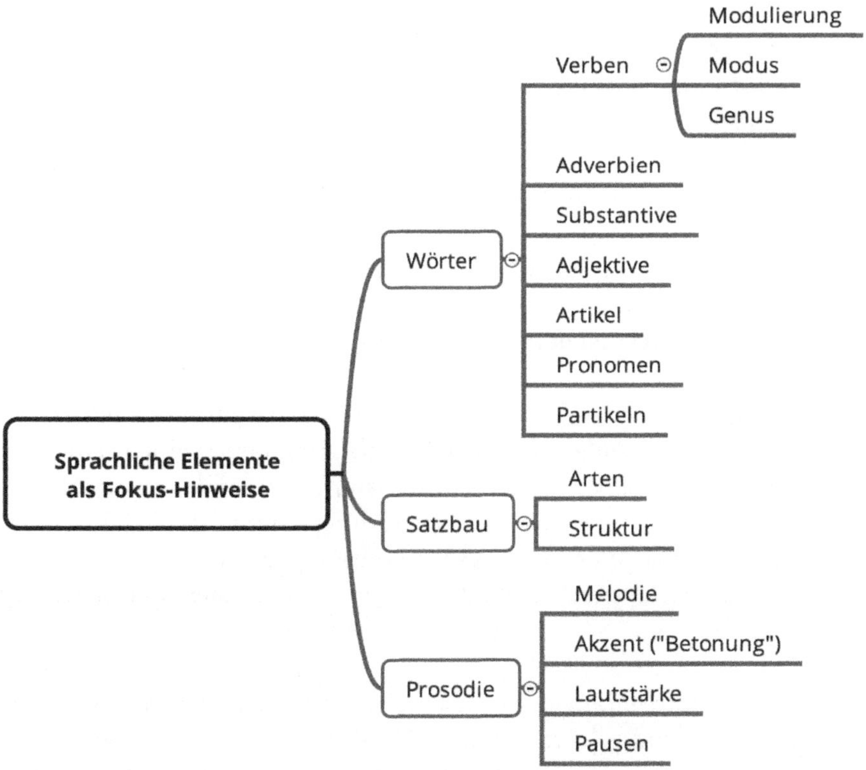

Abbildung 8: Sprachliche Elemente als Fokushinweise

3.2.3 Organisation

Unter der Organisation von Gesprächen verstehe ich die Art und Weise, wie Menschen ihr Gespräch miteinander organisieren und in diesem Zuge ihre eigenen Beiträge gestalten. Die Organisation orientiert sich an folgenden Regelsätzen, die aufeinander aufbauen, sich überschneiden oder auch miteinander im Konflikt stehen können:

- Regeln des Kulturkreises, also etwa im »Westen«, in Europa, in der DACH-Region, in Deutschland, Norddeutschland, Schleswig-Holstein, Lübeck
- Regeln der Sprachgemeinschaft, also etwa in der DACH-Region, aber auch in kulturell einheitlichen Regionen wie in Franken, im Sauerland, in Friesland oder auch Mannheim oder Berlin
- Regeln der sozialen Gemeinschaft, also etwa Kliniken, Praxisgemeinschaften, Berufsgruppen, Beraterteams, Selbsthilfegruppen, Intervisionsgemeinschaften

- Regeln für (stark) geregelte bzw. geordnete Gesprächstypen wie gutachterliche Interviews, therapeutische oder beraterische Dialoge, aber etwa auch Small Talk am Rande von beruflichen Veranstaltungen
- Individuelle Regeln der einzelnen Sprecher für sich selbst

Lassen Sie uns im Rahmen dieses Buches diese Gesprächskonstellationen vor Augen haben:
- den Dialog zwischen Beratender und einem Klienten
- das Gespräch zwischen Beratendem und mehreren Klientinnen
- die von Beratenden moderierte Gesprächsrunde

Der Umgang mit den oben genannten Regelsätzen kann entsprechend der Vielfalt menschlicher Persönlichkeitsausprägungen, Handlungsvorlieben und situativer Zustände zwanghaft, musterhaft, folgsam, flexibel und ganz frei erfolgen. Weil bereits durch diese generelle Unterscheidung während des Zuhörens viele wertvolle Informationen erlangt werden können (u. a. auch darüber, auf welcher Grundlage Sie unterscheiden, etikettieren und einordnen), sehen wir uns das genauer an:

Zwanghafte Redeorganisation: Das Zwanghafte begegnet einigen von uns im therapeutischen und gelegentlich auch beraterischen Kontext –, wobei Systemikerinnen diese Zuschreibung wohl eher ablehnen würden und stattdessen vielleicht von Anzeichen für ein gering ausgeprägtes Konzept eigener Agency – also der autonomen Entscheidungs- und Handlungsfähigkeit – oder von Hinweisen auf ein hohes Bedürfnis nach Autonomie oder Sicherheit sprechen würden. Unabhängig von der Benennung lohnt es sich natürlich, den Ursachen der aus Beobachtersicht stark überdurchschnittlich gezeigten oder eingeforderten Regeltreue nachzuspüren, wobei der eigene Beitrag zum Handeln der Klientinnen nicht zu vernachlässigen ist, wie z. B. eine etwas großzügige Auslegung von Regeln der Redeorganisation oder die zu stark intervenierende Gesprächsführung/Moderation. Auch die situativen oder räumlichen Einflüsse können starke Faktoren sein; ich denke hierbei besonders an den Bedeutungsgehalt des Gesprächsergebnisses für den Klienten, Zeitdruck, räumliche Enge. Sie werden sofort Beispiele vor Augen haben.

In Gesprächskonstellationen mit mehr als einer Klientin bietet sich natürlich auch ein Blick auf die Auswirkungen auf die Gruppe an.

Musterhafte Redeorganisation: Beim beobachtbar Musterhaften darf man den Fragen nachgehen, welche Rückschlüsse die Muster der Redeorganisation eventuell auf grundsätzliche Denk- und Verhaltensmuster zulassen, wie bewusst sie der Sprecherin sind, oder was es zu bedeuten hat, wenn sie von ihrem Muster abweicht. Dies gilt insbesondere im Vergleich von Gespräch zu Gespräch. Es bietet sich auch ein Blick auf die Korrelation von gefestigten Ideen der Nicht-Veränderbarkeit im einen Extrem und gefestigten Ideen von erfolgsrelevanter Flexibilität im anderen Extrem mit der Redeorganisation an. Ich erlebe es regelmäßig, dass Klienten, die eher fremdmotiviert ins Coaching gekommen sind, beinahe vorhersagbar der Eigenverantwortung nur einen geringen Einfluss auf ihre Situation zuschreiben, ihre eigene Handlungsfreiheit schwer erkennen zu können scheinen, oder bei »zu konstruktiven« Fragen frühzeitig ins Wort fallen. Und wie oben bereits angemerkt, sollten wir nicht überrascht sein, wenn eine Justierung unserer eigenen Redebeiträge deutlichen Einfluss auf das Partnerhandeln haben sollte. Gerade die Berufserfahreneren unter uns werden sich gelegentlich dabei ertappen, dass scheinbar musterhaftes Antwortverhalten auf Klientinnenseite durch eigenes, unreflektiert-routiniertes Fragehandeln erst ermöglicht oder sogar hervorgelockt wurde. Ich für meinen Teil hatte in dieser Hinsicht jedenfalls schon das eine oder andere Aha-Erlebnis.

In Gesprächskonstellationen mit mehr als einem Klienten achte ich gerne darauf, wie sich das Handeln der betreffenden Person auf die Gruppe sowie den Gesprächserfolg auswirkt und wie die Gruppe an sich miteinander handelt. Sie werden auch schon mit Gruppen gearbeitet haben, in denen alle Teilnehmenden auf so intuitive oder eingeübte Weise derart musterhaft bis stereotyp miteinander interagierten, dass man sich unweigerlich an Synchronschwimmen oder Tänze des Spätbarock erinnert fühlte.

Folgsame Redeorganisation: Unter folgsamer Redeorganisation verstehe ich ein Sprachhandeln, das sich hinter den Impulsen anderer Gesprächsteilnehmer zurückstellt bzw. deren Vorgaben folgt. Hier achte ich gerne darauf, wie die Regeltreue der Klienten bei der Gesprächsorganisation mit der Treue gegenüber Regeln der umgebenden Kontexte wie Beziehungs- und Statusgeflecht im sozialen System oder dem Selbstkonzept korrespondiert. Ich kenne z. B. einen Inhaber-Geschäftsführer eines mittelständischen Unternehmens, der sich im Gespräch mit seinen Mitarbeitenden sehr partnerschaftlich verhält und ihnen im Austausch sehr viel Freiraum lässt, was eins zu eins zu seinem Führungsstil passt. Ich habe aber auch sofort einen Entwicklungsvorstand eines größeren Unternehmens vor Augen, der sehr locker spricht, sich bei der Gesprächsorganisation an wenige Regeln hält (und dies auch nicht von den anderen erwartet), in der Sache aber äußerst penibel ist. So erinnere ich mich an ein Gespräch in einer Leitungsrunde, in dem er sich und anderen in der Gesprächsorganisation sehr viel Flexibilität und Freiraum gestattete, zugleich aber enge Prozesstreue bei der technischen Entwicklung eines Bauteils verlangte.

In Gruppenkontexten achte ich sehr auf die Interdependenzen im Partnerverhalten, also etwa drauf, welche erweiterten Gestaltungsmöglichkeiten sich für einzelne Teilnehmerinnen ergeben und wie diese genutzt werden, bzw. welche Gruppen- oder Beziehungsdynamik bei bestimmten Gruppenmitgliedern regelfolgsame Gesprächsorganisation hervorbringt oder vielleicht auch aufzudrängen scheint.

Flexible und freie Redeorganisation: Eine besondere Situation für die Beteiligten ergibt sich, wenn im Zweier- oder Gruppengespräch die Karten der Flexibilität und gestalterischen Freiheit ausgespielt werden. Die flexible sowie die vollkommen freie, selbstbezogene Regel(un)treue des Klienten oder einzelner Gruppenmitglieder birgt stärkere Chancen und Risiken in sich als die zuvor betrachteten Handlungsweisen, da jeder gemeinschaftliche Gesprächserfolg in erster Linie von der Einhaltung bestimmter Regeln abhängt, individuelle Vorteile jedoch häufig durch Regelverstöße erlangt werden können. Das ist nicht viel anders als im Mit- oder Gegeneinander auf öffentlichen Straßen und Gehwegen oder in Clubs und Tanzsälen. Mir drängen sich sofort Bilder samt Begleitgefühl auf, Ihnen geht es vielleicht ähnlich. Im beraterischen Kontext denke ich an Aspekte wie Redeanteile und deren Positionierung im Gesprächsverlauf, Wirklichkeitskonstruktion, Image- und Statusgestaltung, Beziehungsgestaltung, Zielorientierung.

Wenn eine Klientin oder Gesprächsteilnehmerin die Regeln der Gesprächsorganisation erkennbar vorzugsweise zum eigenen Vorteil befolgt, großzügig auslegt, missachtet, oder sich sogar vorbehält, vollkommen frei damit umzugehen, wirkt sich das selbstverständlich auf die Partner aus. Wir Gesprächsprofis werden das Handeln aufmerksam verfolgen und unsere eigenen Beiträge im Sinne des geschlossenen Vertrags anpassen, bzw. auch behutsame Grenzen setzen oder anstreben, das Gespräch etwas deutlicher zu steuern. Ich weiß nicht, wie es Ihnen in solchen Situationen geht. Ich selbst reagiere kognitiv und emotional je nach Kontext und eigener, innerlicher Verfassung ganz unterschiedlich auf einen sehr frei auftretenden Klienten oder Gesprächsteilnehmer. Diese Empfindungen sind sicher nicht nur mir vertraut: Erstaunen, Neugier, Freude, Abenteuerlust, Irritation, Verwirrung, Verunsicherung, Anstrengung, oder Überforderung.

Als Beratende stehen uns durch Ausbildung und Rollenrechte vielfältige, konstruktive Handlungsweisen zur Verfügung, von denen wir zum Wohle des Gesprächs und zur Wahrung unserer Rollenintegrität Gebrauch machen können. Klienten im Dialog und Teilnehmerinnen in Gesprächsrunden erleben erfahrungsgemäß ähnliche Empfindungen wie wir Fachleute, doch fallen die Reaktionen kontextabhängig in beide Richtungen des Handlungsspektrums oft etwas markierter aus. Hier ist von Rückzug über Schweigen, Nach- und Hinterfragen bis hin zu Streit und Gesprächsabbruch alles zu beobachten (Goes, 2001).

Wir alle kennen Menschen mit hierarchischer Macht oder fachlichem Hochstatus, die mit dem Grad der Regeltreue spielerisch und taktisch umgehen, um ihre Ziele besser zu erreichen. Und wir kennen auch Menschen, die sich in der Gesprächsorganisation partnerschaftlich und freundlich zeigen, um das Gespräch für alle angenehm und zufriedenstellend mitzugestalten. Sie haben das bestimmt auch schon erlebt: Ein ausgeprägt erfolgsorientierter und möglicherweise machterfahrener Klient, den Sie bisher im Gespräch als impulsiv erlebt haben, stellt plötzlich interessierte Fragen, lässt den Coach oder andere Gesprächsteilnehmende ausreden und geht detailliert auf deren Beiträge ein. Merkwürdig. Eine sachorientierte, engagierte und selbstbewusste Klientin wirkt fahrig, unterbricht sich selbst und hört nicht aufmerksam zu. Merkwürdig.

Es ist nicht erstaunlich, dass der nicht erwartete oder überraschende bzw. entgegen der Erwartung eintretende Umgang mit Regeln kognitive oder emotionale Verwirrung auslösen kann. Alle Gesprächspartner haben Erwartungen, wie die jeweils anderen sich verhalten könnten oder sollten. Deshalb ist insbesondere die Art und Weise, wie Menschen den Verlauf ihres Gesprächs gestalten, so außerordentlich zentral für das Gelingen oder Misslingen eines Gespräches. Eine Person, die ein Beratungsgespräch in ihrem Sinne mitgestalten kann, erlangt diese Vorteile:

- Sie bekommt Raum zur Entfaltung, sie kann ihre Gedanken, Gefühle und Vorhaben darlegen.
- Die Wahrscheinlichkeit, dass sie verstanden wird und im Gespräch erhält, was sie anstrebt, erhöht sich.
- Sie wird als handlungsfähig und selbstwirksam wahrgenommen – und nimmt sich mit etwas Glück auch selbst so wahr.

Hierzu kann natürlich auch gehören, nicht sich selbst mehr Freiraum, Status und Erfolg zu verschaffen, sondern andere zu unterstützen und zu fördern. Selbstverständlich kann ein Sprecher seine Steuerungskompetenz auch nutzen, um andere einzuschränken, klein zu halten und abzuwerten. Hierfür kennen wir alle genug Beispiele aus eigenen Erfahrungen oder aus eigener Beobachtung. Nun werden Beraterinnen, Coaches und Therapeutinnen allerdings meist zurate gezogen, wenn die Ideen über die eigene Handlungsfähigkeit und Handlungsoptionen auf Klientenseite in reduzierter Form vorhanden sind.[30] Und unsere Aufgabe besteht ja darin, das Vertrauen in die eigene Handlungsfähigkeit (wieder-) zu erwecken und zu stärken. Bevor wir uns zu diesem Zweck den für uns relevanten Aspekten der Redeorganisation zuwenden, möchten Sie möglicherweise kurz innehalten und überlegen:

ZUR ERKUNDUNG

a) Aspekt rollen- und vertragskonformes eigenes Handeln

- In welchen Situationen achten Sie genau darauf, sich an die Regeln der Gesprächsorganisation zu halten?
- In welchen Situationen verlangen Sie weniger Regeltreue von sich selbst?
- In welchen Situationen fällt es Ihnen schwer, sich an die Regeln zu halten?

b) Aspekt Wahrnehmen/Verstehen Ihrer Klientinnen

- Welche Erfahrungen in der Beobachtung haben Sie hinsichtlich dieses Aspekts, die Sie bei neuerer Betrachtung berücksichtigen wollen?
- Welche Ideen über Klienten haben Sie hinsichtlich dieses Aspekts, die Sie bei neuerer Betrachtung berücksichtigen wollen?

Bitte beachten Sie bei der Beantwortung diese Einflussgrößen: Gesprächssituation, Hierarchie und Status (also fachliches und soziales Ansehen), Grad des Engagements für die Sache, Grad der Emotionalität, Grad der Regeltreue Ihrer Gesprächspartner, persönliche Verfassung.

Und nun geht es ins Detail. Aus der Vielzahl der möglichen Beobachtungsziele der Gesprächsorganisation habe ich die sechs wichtigsten ausgewählt:

1. Sprachhandlungen
2. Sprachfluss
3. Rückmeldeverhalten
4. Responsivität
5. Sprecherwechsel
6. Gesprächsführung

30 Zur weiterführenden Lektüre empfehle ich diese Bücher: Bethmann, Helfferich, Hoffmann u. Niemann (2012); Graf, Scarvaglieri u. Spranz-Fogasy (2019); Scarvaglieri (2013).

Im Folgenden zeige ich Ihnen Stück für Stück, welche Bewandtnis es mit jedem dieser sechs Beobachtungsfelder hat, warum es sinnvoll ist, genauer hineinzuhören, und worauf genau Sie achten können.

Sprachhandlungen

Die Linguistik benennt mit dem Begriff »Sprachhandlung« (auch Sprechakt oder Sprechhandlung) ein Phänomen, das uns allen bekannt ist: Menschen können mit Sprache genauso aktiv werden wie mit anderen Mitteln.[31] Sie können mit Sprache Handlungen vollziehen. Diese Tatsache ist uns Menschen aus zuhörenden und sprechenden Berufen so vertraut, dass wir in der Praxis kaum oder im besten Falle routiniert-halbbewusst darüber nachdenken. Das Verständnis, die Interpretationen und Schlüsse aus Gehörtem integrieren wir fließend in unser Sprechen. Und unsere eigenen wirksamen Sprachhandlungen haben wir oft schneller auf der Zunge als wir denken können. Deshalb lohnt es sich, innezuhalten, einige Schritte zurückzugehen und uns die Sprachhandlung sowohl als solche als auch in ihrer Organisations- und Steuerungsfunktion sehr genau anzusehen. Also:

Für Handlungen im eigentlichen Sinne brauchen wir unsere Hände. Denken wir z. B. an

- den Hund in den Garten lassen
- die aufgeregten Hühner ins Gehege bugsieren
- Brennholz stapeln.

Diese Beispiele sind bewusst schlicht gewählt, um das Grundsätzliche des Begriffs »Handlung« zu illustrieren. Zum Zweck der Verlangsamung und Besinnung bitte ich Sie, an dieser Stelle zu überlegen, welche Tätigkeit Sie selbst mit diesem Wort assoziieren:

ZUR ERKUNDUNG

Woran denken Sie ganz spontan, wenn Sie an eigene Handlungen denken?

Ich wäre nicht überrascht, wenn Sie im Gegensatz zu alltäglichen Tätigkeiten mit einfachen Zielen wie »dem Hund Erleichterung verschaffen«, oder »die

31 Hier im sprachwissenschaftlichen Teil verzichte ich auf die Auseinandersetzung mit sprachphilosophischen und systemtheoretischen Überlegungen.

Hühner in Sicherheit bringen« oder »Kaminholz trocknen« an Verrichtungen gedacht hätten, die einem beruflichen Zweck dienen, wie etwa

- die Stühle im Besprechungsraum zurechtrücken
- das Fenster zum Lüften öffnen
- den Klienten die Tür öffnen und sie per Handschlag begrüßen

Vielleicht haben Ihre Assoziationen auch einen abstrakteren oder komplexeren Charakter wie

- ein Anliegen klären
- einen Auftrag annehmen
- ein Team beraten
- ein Protokoll anfertigen
- ein Ergebnis besprechen

Ich könnte mir vorstellen, dass diese Tätigkeiten bei aller Unterschiedlichkeit auch in Ihren Augen eine Qualität gemeinsam haben, nämlich den nach außen gerichteten Impuls mit der Absicht der Veränderung in Ihrer Umwelt. Falls meine Vermutung zutreffen sollte, biete ich Ihnen an, den Blick der Vielzahl eigener Handlungen zuzuwenden, die auf Sie bezogen oder auf Sie gerichtet sind, wie

- sich eine Stulle schmieren und sie essen
- sich ein Nickerchen gönnen
- ein Buch aufschlagen
- sich Kenntnisse aneignen
- eine Haltung überdenken

Oder eben auch ganz grundsätzlich

- Nachfragen
- Zuhören

Bezeichnenderweise bedeutete das seit dem 9. Jahrhundert belegte Verb »handeln« ursprünglich in zu sich hin gewandter Weise »greifen«, »ergreifen« oder »befühlen« und wurde erst im Sprachgebrauch der weiteren Jahrhunderte in seiner Geltung nach und nach erweitert auf die uns heute geläufige Bedeutung »etwas verrichten«/»etwas tun«. Doch kommen wir zurück zum Ausgangspunkt.

Sie werden anhand meiner Beispiele und Ihrer eigenen Gedanken schon bemerkt haben, worauf ich hinauswill: Selbstverständlich werden in Sprache existierende, linguierende Menschen nicht nur mit den Händen, sondern auch mit den Sprachwerkzeugen aktiv, wie folgende Redewendungen schön verbildlichen:

- »Ein loses Mundwerk haben«
- »Eine kesse Lippe haben«
- »Durch zusammengepresste Zähne zischen«
- »Eine scharfe Zunge haben«
- »Die Zunge im Zaum halten«
- »Mit Engelszungen reden«

Alle unseren sprachlichen Tätigkeiten gründen dabei auf den beiden Sprachhandlungen
- feststellen und
- fragen

Ich nenne diese beiden Sprachhandlungen »Sprachhandlungen erster Ordnung«, weil dies die beiden einzigen von unserer Syntax vorgegebenen Möglichkeiten sind.

»Sprachhandlungen zweiter Ordnung« wären dann Feststellungen und Fragen mit einer aus Sprechersicht eindeutigen Funktion, wie
- begrüßen
- verabschieden
- hinterfragen
- beschreiben
- erklären
- zusammenfassen
- erkunden
- ablehnen
- verneinen
- bejahen
- bestätigen
- auffordern
- beipflichten

»Sprachhandlungen dritter Ordnung« können sowohl als Feststellung oder Frage daherkommen und setzen sich aus mehreren, miteinander verknüpften Handlungen zusammen, wie
- verhandeln
- argumentieren
- ergründen
- diskutieren

Interessant für uns Zuhörende ist das Sprachhandlungskonzept erstens, weil die »gemeinte« Sprachhandlung »missverstanden« bzw. fehlinterpretiert werden kann, und zweitens, weil aus den Sprachhandlungen Rückschlüsse auf Sprecher und Hörer gezogen werden können. Schauen wir zuerst auf die Missverständnisse und Fehlinterpretationen:

Je nach Interpretation des sprachlichen Ausdrucks kommt es häufig zu Missverständnissen, die, wenn nicht aufgeklärt, zu unerwünschten Konsequenzen führen. Gehört ist nicht immer gemeint und gemeint ist nicht immer gehört.

Ein Missverständnis ist das Ergebnis der Fehlannahme zweier oder mehrerer Gesprächspartner, sich gegenseitig verstanden zu haben. Ein Missverständnis führt zu mindestens zwei parallelen Wirklichkeitskonstrukten bei der allseitigen Annahme, dass es nur eine eindeutige gemeinsame Wirklichkeit gäbe. Deshalb bleibt ein Missverständnis unerkannt, solange daraus keine überraschenden, irritierenden oder schädlichen Folgen entstehen.

Ein grundsätzliches Problem in der alltäglichen Praxis ist, dass beim Bewusstwerden eines Missverständnisses die Verantwortung für dessen Entstehen meist dem Empfänger zugeschrieben wird, obwohl die Ursache bekanntermaßen beim Sender, in der Nachricht selbst oder beim Empfänger liegen kann. Auch einigen sich die Beteiligten häufig darauf, dass sie beim Entstehen des Missverständnisses relativ machtlos waren und deshalb keine oder nur ungeeignete Maßnahmen zur dauerhaften Vermeidung treffen. Häufige Ursachen für Missverständnisse sind:

- Das Verwenden zu vieler »Weichmacher« im Satz, Passiv/Passivkonstruktionen, Konjunktive oder abtönende Modalwörter (Beispiel: »Es wäre eine Option, wenn Sie das vielleicht doch noch in Erwägung ziehen würden.«).
- Der Sprecher kommuniziert zu sehr aus der eigenen Welt ($i_1 = i_2$), als in die Partnerwelt hinein ($i_2 = i_3$) – was so weit gehen kann, dass Menschen nur denken, etwas gesagt zu haben.
- Die Nachricht ist unpräzise. Die W's sind nicht ausreichend geklärt (warum, wozu, wer, was, wo(hin), (seit/bis) wann, wodurch, wie, womit).
- Die Hörerin hört, was sie will oder braucht, und nicht, was konkret gesagt wurde – was so weit gehen kann, dass Menschen etwas hören, was niemand gesagt hat.
- Menschen lassen sich statt von Fakten von Vorannahmen oder zu festen Überzeugungen leiten.
- Die Vorannahmen – also Ideen über die Wirklichkeit – sind verschieden, aber alle Beteiligten denken, sie wären gleich.

Lassen Sie mich das an diesem Beispiel verdeutlichen: Nicht selten bin ich als Berater von Projektgruppen Mithörer von Formulierungen wie

> »Wir könnten das noch mal von ganz vorn ansehen. Wir könnten uns dazu auch eine Expertise einholen.«

Der Sprecher verstand seine Sprachhandlung als »vorschlagen«. Das kann man auch so hören, wenn man den Konjunktiv und das Modalwort wegdenkt und vor allem, wenn man es möchte. Man kann es aber auch als »Idee äußern«, »Meinung mitteilen« oder gar »heiße Luft reden« hören und würde dann eventuell so antworten:

> »Ja, könnten wir, aber vielleicht jetzt zurück zum Thema.«

Ähnlich lässt sich das auch in Therapie- oder Coachingkontexten erleben, wo behutsame Impulse der Therapeutin vom Klienten gleichermaßen dankend angenommen als auch irritiert abgelehnt werden könnten. Nehmen wir diese Formulierung:

> »Darf ich Ihnen eventuell noch eine Beobachtung mitteilen?« (Klient nickt interessiert) »Ja? OK. Also mir fiel auf, dass Sie im Gespräch, wenn Sie zustimmend nicken oder lächeln, dabei oft Ihre Kaumuskulatur stark anspannen. Ist Ihnen das bewusst? Womit ließe sich dieser scheinbare Wiederspruch erklären?«

Diese Sprachhandlung, gemeint und in der Ankündigung verstanden als »Feedback zur Reflexion«, kann dann post factum als hilfreich, aber auch als nicht zum Kontext gehörend oder sogar übergriffig eingeordnet werden, was zu Reaktionen führt wie

> »Oh? Ach echt? Ja, m-mm, das kann natürlich sein, wenn ich gedanklich zustimme und zugleich von den Implikationen gestresst bin.«

oder eben

> »Ach? Ja, kann sein, aber ich weiß wirklich nicht, was meine Kiefermuskulatur mit unserer Fragestellung hier zu tun haben soll!«

Im kommunikativen Schadensfall hat der Klient also statt »anbieten« mit dem Ziel der Unterstützung »bloßstellen«, »belehren« oder Ähnliches gehört.

Selbst wenn Sprecher die Qualität ihrer Sprachhandlung klar kommunizieren, also wie in »Ich biete Ihnen an, ...« oder »Ich bitte Sie nur, ...«, gibt es immer wieder Situationen oder Konstellationen, in denen Menschen eine Aufforderung als Vorschlag hören oder sich umgekehrt von einer Bitte bedrängt oder genötigt fühlen.

Kommen wir nun zu den möglichen Rückschlüssen aus Sprachhandlungen:

Die Sprachhandlungen von Beratenden und Klienten liegen wie Goldnuggets im Bachbett des Gesprächsflusses. Es sind kleine Schätze der professionellen Selbsterfahrung und Selbstoptimierung sowie des tieferen Verständnisses unserer Klientinnen.

Die Wahl einer Sprachhandlung ist nie beliebig – höchstens unreflektiert, musterhaft oder unbewusst. Deshalb lässt die Wahl einer Sprachhandlung oft Rückschlüsse auf die Sprecherin zu, insbesondere, wenn grundsätzliche oder situative Muster zu erkennen sind. Die Wahl der Sprachhandlungen hat nie nur etwas mit dem Thema, dem Ziel oder den Hörern zu tun, sondern immer auch mit einem selbst, der situativen Verfasstheit, mit der Persönlichkeit, den Handlungspräferenzen, den gedanklichen und emotionalen Mustern. Also beherzt die Ärmel hochgekrempelt, die Goldwaschpfanne zur Hand genommen und losgewaschen!

Denken Sie etwa an die Art, auf die Sie eine Klientin begrüßen oder denken Sie an Ihre »Lieblingsintervention« (und behaupten Sie nicht, Sie hätten keine). Ich etwa muss mich echt beherrschen, nicht zu jeder Tageszeit und egal zu welchem Anlass ein freundliches »Moin!« herauszuschleudern, und ich gebe zu, dass ich die konfrontativen Interventionen ein wenig zu liebhabe. Und wenn Sie an Ihre Klienten denken, fallen Ihnen vermutlich einige ein, deren erste Sprachhandlung im Beratungsgespräch häufig dieselbe ist, oder die den Zeitraum zwischen der letzten und der aktuellen Sitzung fast erwartbar identisch darstellen. Ich kann mich gut an einen Klienten erinnern, der fast immer auf die Frage, wie es ihm gehe, erwiderte: »Ja, das sehen Sie doch!« – dies allerdings mit einer variierenden intonatorischen und mimischen Kennzeichnung von niedergeschlagen bis galgenhumorvoll. Daran ließ sich gut anknüpfen. Auch fällt mir eine Klientin ein, die mir zu Beginn jedes Termins versicherte, dass nun alles perfekt laufe und sie den Termin eigentlich hatte absagen wollen, nur um dann im Laufe des Gesprächs sehr ernsthafte und für sie bedrückende Vorfälle zu beschreiben. Dieses Muster hing eng zusammen mit ihrer grundsätzlich zupackenden, optimistischen und starken Persönlichkeit als Unternehmerin. Es bildete den Hintergrund für ausgeklügelte Verdrängungsmuster, die mit einem ausgeprägten Unwillen einhergingen, etwas Neues auszuprobieren. Lieber strengte sie sich wie gewohnt mehr an. Dieses Sprachhandlungsmuster konnte ich nutzen, um Anliegen, Auftrag und Vertrag mit der Klientin präziser zu fassen.

In ähnlicher Weise, wie uns die Wahl von Sprachhandlungen wertvolle Hinweise anbietet, sind auch die hörerseitige Interpretation von Sprachhandlungen sowie die emotionale/kognitive Reaktion darauf häufig sehr aufschlussreich. Mir fällt in diesem Zusammenhang ein befreundeter Palliativmediziner ein, der mir einmal lachend gestand, dass er in einem Abschnitt seines Lebens ab Ende Juni, spätestens im Juli zunehmend den Impuls unterdrücken musste, seine unheilbar kranken, über Schmerzen klagenden Patienten anzuschreien: »Was stellen Sie sich denn so an? Was denken Sie, was andere für Schmerzen haben?!«. Er habe mit den Jahren gelernt, diese Reaktion als Ausdruck seiner emotionalen Überlastung zu verstehen und etwas sorgsamer mit sich umzugehen. Diese Urlaubsreife erkenne zum Sommer hin auch ich in mir und Ihnen sind möglicherweise ähnliche Gefühle oder Verhaltensweisen bekannt oder vertraut. Doch nicht nur Gefühle, sondern auch gedankliche Reaktionen, die bestimmte Sprachhandlungen unserer Klientinnen in uns auslösen, sind im Rahmen eines Zuhör-Ratgebers der Aufmerksamkeit wert.

Ich etwa bin als Seminar- und Workshopleiter, Berater und Coach tätig. Diese drei ganz unterschiedlichen Rollen verlangen etwa sowohl die Fähigkeit zum Beschreiben, Erklären und Anleiten als auch die Fähigkeit zum aufmerksamen Zuhören, Spiegeln, Ermuntern, Aktivieren. Meine hilfsbereiten, kreativen und unternehmungslustigen Persönlichkeitsbestandteile erleichtern mir in einigen Aufgabenkontexten die kluge Wahl einer Sprachhandlung in Reaktion auf einen Impuls der Klientin oder der Gruppe, in anderen stehen sie den Rollenanforderungen entgegen.

Meine aufmerksame Wahrnehmung der eigenen gedanklichen Reaktionen – einschließlich der dabei ausgelösten Handlungsimpulse – bewahrt meine Kunden und mich in den meisten Fällen davor, bestimmte Sprachhandlungen zu verwenden, die in der einen Rolle situativ oder grundsätzlich wirksam und willkommen sind, in einer anderen Rolle jedoch zum Nachteil des Kunden wirken könnten. Aber selbstverständlich komme ich auch durcheinander. Ich ertappe mich trotz besseren Wissens nicht selten genug im Coaching-Gespräch dabei, auf die Frage »Ja, Herr Goes, und was soll ich denn nun tun?« wie ein Experten-Berater das Füllhorn meiner guten Ratschläge überquellen zu lassen, statt eine ressourcenorientierte Frage zu stellen.

Solche handwerklichen Fehler gehen erstens so leicht von der Hand, weil diese Sprachhandlungswahl grundsätzlich menschlich und sprachlich nahe liegt: Die erwünschte Sprachhandlung, die auf eine Frage folgen soll, ist die

Antwort – und nicht die Rückfrage oder Nachfrage als typisch therapeutisches Mittel. Dies hat mit der Organisation der Gesprächsschrittpaare zu tun (siehe im Folgenden den Abschnitt »Gesprächsführung«). Zweitens geht sie so leicht von der Hand, weil die kluge, hilfreiche Antwort in den Rollen des Fach- und Methodenexperten erwartet und verlangt wird, und weil viele Menschen aus den helfenden Berufen sehr gerne pragmatisch arbeiten. Das Angebot der Hilfe zur Selbsthilfe in Form aufmerksamen Schweigens oder einer Frage verlangt zudem etwas mehr Affektkontrolle oder Zurückhaltung.

Ich vermute, dass Sie bereits beim Lesen der letzten Beispiele an eigene Erlebnisse oder auch eigene Verhaltensweisen gedacht haben. Ich hätte zur Fokussierung zwei passende Aufgaben für Sie. Ich möchte Sie ermuntern, die Reaktionen auf Sprachhandlungen sowohl während des Gesprächs als auch in der späteren Reflexion mit neuen Augen zu betrachten:

ZUR ERKUNDUNG

- Überlegen Sie, wie eindeutig Sie meistens gehört werden, und aus welchen Partnerreaktionen Sie diese Einschätzung ableiten. Denken Sie dabei bitte an alle Phasen des Beratungsgesprächs.
- Versuchen Sie, sich an Begebenheiten zu erinnern, an denen Klienten auf Ihre Gesprächsbeiträge mit Äußerungen wie »Das habe ich so nicht gesagt«, »Ich verstehe nicht, wie Sie aus meiner Äußerung zu einem solchen Schluss kommen« oder »Wie kommen Sie darauf?« reagierten oder die Reaktion überraschend und eventuell irritierend anders ausfiel als erwartbar.

Und beim aufmerksameren Zuhören könnten Sie hierauf achten:

HÖR-LEITFRAGEN UND TIPPS FÜR SPRACHHANDLUNGEN

- Konzentrieren Sie sich beim Zuhören auf kritische Stellen, also Gesprächseinstieg, wichtige Wendepunkte, Gesprächsende.
- Konzentrieren Sie sich auf diese Aspekte einer Äußerung: Wie lautet die Formulierung genau, ohne dass Sie sie schon interpretieren oder einordnen? Welche Qualität hat sie, also wie ordnet sie sich in den Gesprächsgegenstand und in das soziale System ein? Welchen Sinn könnte die Wahl dieser Sprachhandlung für die Sprecherin haben?

Sprachfluss

Wenn wir uns mit der Organisation der Rede zwischen Ihnen und Ihren Klienten beschäftigen, liegt es nahe, die Selbstorganisation der Sprecher unter die Lupe zu nehmen. Für uns relevante Fragen an das Gehörte, die Ihnen sicherlich nicht unvertraut sind, lassen sich so formulieren:

1. Wie flüssig bringt die Sprecherin ihre Äußerungen hervor? Macht sie Pausen? Wenn ja, an welchen Stellen im Redefluss? Zögert sie innerhalb von Wörtern oder zwischen Wörtern? Werden Wörter in die Länge gezogen? Lässt sich ein Stocken, also das Unterbrechen der Artikulation bemerken?
2. Wie kohärent sind die einzelnen Sätze in ihrer Folge aufeinander? Das heißt, wie stark schließen sie logisch und syntaktisch (also vom Satzbau her) aneinander an oder bauen aufeinander auf? Können Sie leicht folgen oder fragen Sie sich eher, wie das eine mit dem anderen zusammenhängen könnte?
3. Wie werden Partikeln eingesetzt? Wirkt das bewusst und verständnisfördernd? Scheinen sie ein Anzeichen für Unsicherheit zu sein oder als eine Art Denkpause verwendet zu werden?
4. In welchem Maße neigt der Sprecher zu Erklärungen oder Rechtfertigungen seiner eigenen Äußerungen?
5. Welche Rolle spielen sogenannte Sprechplanungsänderungen, also Selbstunterbrechungen wie »Also das PAUSE äh PAUSE meine ich so: …«, Reformulierungen wie »Ich neige dazu – oder vielleicht besser – mir fällt keine andere Möglichkeit ein, als …« und Selbstkorrekturen wie »Ihre Frage bringt mich ins Grübeln – oder nein, das ist falsch, ich will sagen: Ich kann gerade keinen klaren Gedanken fassen«? Besonders wertvoll sind für uns die leicht zu überhörenden Sprechplanungsänderungen, in denen nur ein Laut, eine Silbe oder ein Wort artikuliert werden, bevor der Satz in neu geplanter Weise fortgeführt wird, wie etwa »Ich k-/ will nicht …« oder »Ich ka-/ k-/ äh-will nicht …« oder »Ich kann äh will nicht …«[32]

Ein auffälliger oder auch vom Gewohnten abweichender Sprachfluss kann uns oft wertvolle Hinweise auf Gedankengänge, Gefühle oder noch nicht artikulierte Absichten geben. Überlegen Sie selbst:

---

32 Dazu sehr detailliert Goes (2001, S. 48 f., S. 89–125).

ZUR ERKUNDUNG

Klient

- Welche Bedingungen müssen erfüllt sein, damit eine Klientin flüssig sprechen kann oder will? Welche Faktoren wirken sich förderlich darauf aus?
- In welchen Situationen lassen sich Phänomene wie die oben beschriebenen im Redefluss von Klienten wahrnehmen?
- In welchen Kontexten fällt Ihnen »zu glatter«, also für Ihr Empfinden zu perfekter oder auch zügiger Redefluss auf?
- Wie reagieren Sie auf für Ihr Empfinden zu zögerlichen oder mäandernden Redefluss?

Beratende

- Welche Bedingungen müssen erfüllt sein, damit Sie flüssig sprechen?
- In welchen Situationen sprechen Sie eher zögerlich bis hin zu Phänomenen der Selbstunterbrechung und -korrektur?
- Wie stark steuern Sie die oben genannten Aspekte Ihres eigenen Redeflusses, bzw. wie stark setzen Sie sie bewusst ein?
- Wie wirkt sich der jeweilige Grad Ihres Redeflusses auf den Klienten aus?

Passend hierzu meine Hinweise für bessere Hör-Ergebnisse:

HÖR-LEITFRAGEN ZUM REDEFLUSS

Konkrete, hilfreiche Fragen hatte ich bereits beim Vorstellen der Phänomene formuliert. Darüber hinaus kann dieser erweiterte Blick Ihr Verständnis unterstützen:

- Welche Parameter wirken sich möglicherweise auf den Redefluss aus (wie Gesprächskontext, Situation, Konstellation der Gesprächspartner samt deren Beziehung zueinander, Persönlichkeit oder Verfassung des Sprechers)?
- Welche Hinweise lassen sich zum Grad der Kontrolliertheit und Absichtlichkeit oder auch Affektinduziertheit finden?

Blättern Sie in diesem Zusammenhang vielleicht auch noch einmal zurück zu Kapitel 3.2.2, in dem wir uns mit der Prosodie beschäftigt haben.

Und nachdem wir uns einleitend mit Sprachhandlungen und Redefluss beschäftigt haben, also Aspekten der Gesprächsorganisation, bei denen selbst Systemikerinnen bereit sein könnten, Sprecher und Hörer für sich allein zu betrachten, wenden wir unseren Blick jetzt den Aspekten der Interaktion zwischen den Gesprächsteilnehmerinnen zu, die in der Wechselwirkung aufeinander betrachtet werden sollten. Wir beginnen mit dem Rückmeldeverhalten.

Rückmeldeverhalten
Kein konstruktives, partnerschaftliches Gespräch ist möglich ohne Rückmeldung. Dies gilt natürlich besonders für das beratende, coachende oder therapierende Gespräch. Die Menschen in den jeweiligen sozialen Rollen – oder in Anlehnung an Ludewig, die Mitglieder der sozialen Systeme – brauchen Rückmeldung zur Gliederung, Orientierung, Vergewisserung.[33] Ausbleibende Rückmeldesignale der Klienten können uns helfen, innezuhalten und zu prüfen, ob wir noch auf der richtigen Spur unterwegs sind. Für uns sind deshalb diese Fragen von Bedeutung:

- Wie bewusst ist uns unser eigenes Rückmeldeverhalten? Wie methodisch setzen wir es ein?
- Wie ist die Wirkung auf die Klienten?
- Wie nehmen wir das Rückmeldeverhalten unserer Klientinnen wahr? Wie »lesen« und deuten wir es? Wie nutzen wir es als Ressource für unsere Gesprächsplanung?

Mir fallen sofort diese drei Beispiele ein:

Dem Bedürfnis von Klienten, Antworten oder Ratschläge zu erhalten, verweigern sich insbesondere Therapeuten und Coaches in bestimmten Situationen, indem sie auf Fragen nicht wie allseits bekannt mit Gegenfragen oder einem abwartenden Schweigen reagieren, sondern mit einem nachdenklichen »mmm«.

Ich kann mich auch an Supervisionssitzungen erinnern, in denen ich mir mehr Rückmeldung vom Supervisor gewünscht hätte, oder ganz im Gegenteil erstaunt war, wie viel er selbst spricht und erklärt.

Ein häufiges Phänomen in angestrengten Paargesprächen ist: Je mehr der eine redet, desto mehr zieht sich die andere zurück, desto mehr spricht der eine.

---

33 Zum in diesem Zusammenhang elementar wichtigen Aspekt des Verstehens Luhmann (2021, S. 198): »Wenn auf eine kommunikative Handlung eine weitere folgt, wird jeweils mitgeprüft, ob die vorausgehende Kommunikation verstanden worden ist. Wie immer überraschend die Anschlußkommunikation ausfällt, sie wird auch benutzt, um zu zeigen und zu beobachten, daß sie auf einem Verstehen der vorausgehenden Kommunikation beruht. Der Test kann negativ ausfallen und gibt dann oft Anlaß zu einer reflexiven Kommunikation über Kommunikation. Aber um dies zu ermöglichen (oder zumeist: zu erübrigen), muß ein Verstehenstest immer mitlaufen, so daß immer ein Teil der Aufmerksamkeit für Verstehenskontrolle abgezweigt wird.«

Und das liegt nicht nur an den falschen Angeboten, sondern auch sehr oft an fehlenden Rückmeldesignalen.

Aber lassen Sie uns zunächst aus linguistischer Sicht einen Blick auf das Rückmeldeverhalten und -handeln werfen, bevor wir uns der Frage zuwenden, wie Sie selbst Rückmeldeverhalten Ihrer Klienten wahrnehmen und nutzen, bzw. wie aufmerksam Sie auf Ihr eigenes Rückmeldeverhalten achten und es klientenorientiert einsetzen.

Im Normalfall werden viele Gesprächsschritte vom Gegenüber durch sogenannte Rückmeldesignale begleitet. Typische Rückmeldesignale sind *mhm, ja, stimmt genau, ja gut, ich weiß, na ja* usw. Zusätzlich dazu zeigen Menschen ihrem Gesprächspartner auch durch Augenkontakt, Körperhaltung, Gestik und Mimik, ob sie Interesse haben und zuhören, ob die Partnerin weitersprechen soll, oder ob sie anderer Ansicht sind und vielleicht selbst an die Reihe kommen möchten.

Rückmeldesignale besitzen normalerweise nicht die Funktion, die Übernahme der Sprecherrolle einzuleiten. Sie können jedoch Anzeichen für den Versuch einer Übernahme sein. Gerade Gesprächspartikeln wie ein lang gezogenes »ääh« oder »mmh« deuten darauf hin, dass der Hörer versucht, das Wort zu ergreifen.

Rückmeldesignale gehen nicht selten über ihre eigentliche Funktion hinaus, indem sie eine Haltung oder Einschätzung kundtun, wie etwa *Oha!, Super!, Das ist ja interessant!, Das wusste ich noch gar nicht.* Auch hier will der Hörer in der Regel nicht das Gespräch übernehmen. Er kann es aber lenken, indem er seine Rückmeldung an einem für ihn sinnvollen Punkt gibt, auf eine Weise, die der Partnerin einen Hinweis auf seine Haltung oder Ziele gibt. Eine partnerorientierte Sprecherin wird dann das Rückmeldesignal zum Anlass nehmen, ausführlicher zu werden, oder ihren Beitrag zu modifizieren. Beachten Sie hierzu bitte auch meine Hinweise zum Sprecherwechsel im nächsten Abschnitt!

Fünf besondere Formen des Rückmeldeverhaltens, die andere Autoren (genauso wie ich in anderen Kontexten) an anderer Stelle verorten würden, weil sie oberhalb der in der Forschung definierten Grenze zwischen Rückmeldung und Gesprächsschritt liegen, möchte ich dennoch hier ansprechen. Sie haben zwar den Charakter einer Sprachhandlung, aber mit dem Angebot oder der Aufforderung an die Sprecherin, noch einmal nachzubessern – angestrebt wird nicht die Übernahme des Gesprächsfadens. Wir unterscheiden drei Zielrichtungen von Fragen und zwei unterschiedliche Arten von Korrekturen:[34]

34 Siehe hierzu ausführlich Goes (2001).

1. Verständnisfragen können, wie der Name schon sagt, als Rückmeldung über mangelnde akustische oder inhaltliche Verständlichkeit gelten. Beispiele: »Können Sie das bitte noch einmal sagen?« oder »Das habe ich nicht verstanden?«.
2. Nachfragen gehen über die reinen Verständnisfragen hinaus und geben uns die Rückmeldung, dass Umfang oder inhaltliche Verständlichkeit nicht ausreichen. Beispiele: »Ja und wie ist das dann, wenn Ihre Frau verstummt? Was genau tun Sie dann?« oder »Können Sie mir bitte den Zusammenhang etwas genauer erklären?«.
3. Korrigierende Nachfragen geben sowohl das Signal, dass ein bestimmtes Maß an Information zum Verständnis fehlt, deuten aber auch an, dass man mit der Aussage an sich nicht ganz einverstanden ist. Beispiele: »Meinst du das wirklich so?« oder »Wie kommen Sie bloß darauf?«.
4. Implizite Korrekturen geben ein unterschwelliges oder zurückhaltendes Signal, dass man mit der Aussage oder Frage des Gegenübers nicht einverstanden ist, und vielleicht auch gleich, was man stattdessen gerne gehört hätte. Beispiele: »Ganz schön mutig von Ihnen, hier diese Behauptung aufzustellen!« oder »Ich weiß nicht, ob man das so stehen lassen kann.«.
5. Explizite Korrekturen geben ein deutliches Signal des Missfallens oder des Widerspruchs. Beispiele: »Sie wollten bestimmt sagen: ›Mein Kollege strengt mich gelegentlich etwas an!‹, nicht wahr?« oder »Das ist nicht ganz richtig.«.

Da diese umfänglichere Form der Rückmeldung bei vielen Menschen andere Reaktionen auslöst als die »einfache« Form, lohnt es sich besonders, auch auf sie zu achten. Aber machen Sie sich Ihr eigenes Bild, indem Sie überlegen:

ZUR ERKUNDUNG

- In welchen Gesprächskontexten fallen Ihnen bestimmte Rückmeldesignale besonders auf?
- Woran erkennen Sie den Unterschied zwischen Rückmeldung und Rederechtbeanspruchung? Wie gehen Sie damit um?
- Wie beeinflussen die unterschiedlichen Arten der Rückmeldung Ihr professionelles Handeln?
- Wie stellen Sie sicher, dass Ihre Rückmeldesignale zugewandt und ermunternd gehört werden?
- Wann unterstützen Rückmeldesignale in Ihrem professionellen Handeln, wann stören oder irritieren sie Sie? Woran genau machen Sie das fest?

Und hier noch drei Tipps für noch aufmerksameren Umgang mit Rückmeldeverhalten Ihrer Klientinnen:

HÖR-TIPPS ZUM RÜCKMELDEVERHALTEN

- Das Ausbleiben oder eine Häufung von Rückmeldesignalen hat meist etwas zu bedeuten.
- Achten Sie insbesondere bei den »normalen« Rückmeldepartikeln wie »hm-mm« oder »ja« auf die Prosodie, also Pause davor, Betonung, Melodie und Lautstärke! Besonders hier spielen Mimik und Gestik oft eine besondere Rolle.
- Achten Sie darauf, in welchen Situationen Rückmeldungen einen korrigierenden Charakter erhalten.

Responsivität

Nach dem Blick auf die Sprachhandlungen, den Gesprächsfluss und das Rückmeldeverhalten ist der nächste logische Schritt der Blick auf die sogenannte Responsivität. Dieses Wort liest sich, finde ich, wie viele Fremdwörter: Man denkt, man könnte sich etwas darunter vorstellen und dann wieder nicht. Dabei ist es recht einfach, wie Sie sicher auch schon dachten: Die Antwort steckt darin. Sie kennen vielleicht die englische »response« oder die französische »réponse«. In der Sprachwissenschaft bezeichnet Responsivität den Grad des Eingehens auf den vorangegangenen Gesprächsschritt des Partners. Es bietet sich an, beim Zuhören hier etwas aufmerksamer zu sein als zuvor, weil man wertvolle Hinweise darauf bekommt, wie sehr der Gesprächspartner bei einem ist, wie sehr er bei der Sache ist, dass er die Sache möglicherweise ganz anders sieht als man selbst, oder, ob er eben auch ganz bei sich ist. Lassen Sie uns ein wenig genauer hinsehen.

Sie erinnern sich an unsere kurze Beschäftigung mit Sprachhandlungen. Eine Abfolge von Sprachhandlungen kann zu einem Gespräch führen. Die einzelnen Sprachhandlungen darin nennen wir dann Gesprächsschritte. Und diese Gesprächsschritte treten in Paaren auf. Es wird unterschieden zwischen initiierenden ersten Schritten, die einen zweiten Schritt verlangen, und respondierenden zweiten Schritten, die auf einen ersten Schritt eingehen. Zum Beispiel:

A: »Möchten Sie mir vielleicht Ihr Problem kurz schildern?« > initiierend: Frage
B: »Ja, gerne!« > respondierend: Antwort

Sobald sich aus dem ersten Gesprächsschrittpaar ein Gespräch entwickelt, ist ein respondierender zweiter Schritt meist zugleich auch der initiierende Schritt des nächsten Paares:

A: »Möchten Sie mir vielleicht Ihr Problem kurz schildern?« > initiierend: Frage
B: »Ja, gerne, aber kurz geht das wirklich nicht.« > respondierend: Antwort und zugleich initiierend: Einwand
A: »Ah, in Ordnung, woran liegt das?« > respondierend und zugleich initiierend: Rückfrage

Das antwortende Gesprächshandeln kann in dreifacher Abstufung erfolgen:
- Responsiv: Der Hörer geht voll auf den Inhalt des zuvor Gesagten ein.
- Teilresponsiv: Der Hörer bietet inhaltlich und/oder in Bezug auf die Erwartung nur teilweise an, was der Sprecher erwartet, etwa Rückfrage statt Antwort (»Was heißt für Sie kurz?«) oder Kommentieren bzw. Ausweichen (»Wo soll ich anfangen …!«, »Es ist vielleicht gar kein Problem.«).
- Nonresponsiv: Der Hörer geht nicht oder nicht nachvollziehbar auf das Gesagte ein, etwa »Meine Chefin lässt übrigens schön grüßen!« oder »Sie haben aber viele Topfpflanzen!«

Das Beratungsgespräch lebt von responsiven und teilresponsiven Sprachhandlungen – nicht zuletzt, weil unsere Klienten diese Erwartung an uns haben, und weil wir als Beratende Antworten benötigen. Wenn Gesprächsteilnehmerinnen vorwiegend teilresponsiv oder nonresponsiv antworten, kann die Ursache sein:
- Die Hörerin schätzt ihre Antwort als angemessen responsiv ein.
- Die initiierende Sprachhandlung wurde als unpassend empfunden.
- Die respondierende Person möchte ihrer »Pflicht« zu antworten gerecht werden, hat aber noch nicht zu Ende gedacht/gefühlt oder kann ihre Gedanken nicht in Worte fassen.
- Teil- oder Nonresponsivität ist willentliche Kommunikation, sie soll uns etwas sagen.
- (Volle) Responsivität ist aus unbekannten oder nur zu ahnenden Gründen unerwünscht oder situativ zu schwierig.
- Eingeschränkte Responsivität ist ein Persönlichkeitsmerkmal, Ausdruck eines stereotypen Geschlechterrollenverständnisses oder Merkmal des regionalen Soziolekts.

Ihnen fallen aus der Praxis bestimmt weitere Gründe ein. Apropos: Als Gesprächsprofis nutzen wir selbstverständlich die Grade der Responsivität ebenso bewusst, wie wir unsere Wörter und Sprachhandlungen wählen. Viele von uns verwenden Teil- oder Nonresponsivität als Methode, z. B. für diese Zwecke:

- Gegenfragen als Mittel der Teil- oder Nonresponsivität sollen dazu dienen, die Klientin zu aktivieren oder sie selbst die Antwort finden zu lassen.
- Wir nehmen uns auf diese Weise zurück oder wollen so zu mehr Ausführlichkeit auf Klientenseite ermuntern.
- Wir vermeiden hierdurch die Ausführlichkeit in der Antwort, die Experten zugeschrieben wird.

Aber überlegen Sie selbst:

ZUR ERKUNDUNG

- Wie halten Sie es mit der Responsivität? Welche Motive leiten Sie, im Gespräch möglichst responsiv zu antworten? Welche Anlässe braucht es, damit Sie sich in Richtung Nonresponsivität bewegen?
- Welche Rolle spielen professionell-methodische Beweggründe, welchen Einfluss nehmen Ihre Handlungsmuster und -präferenzen?
- Nach welchen Kriterien entscheiden Sie, welchen Grad der Responsivität Sie wählen?

Und hier meine Hinweise für präziseres Hören:

HÖR-TIPPS ZUR RESPONSIVITÄT

Wenn Ihnen eine Antwort teil- oder nonresponsiv vorkommt, prüfen Sie:

- Was genau hat die Sprecherin gesagt und was genau hat der Hörer geantwortet?
- Welche Hinweise gibt es darauf, dass die scheinbar teil- oder nonresponsive Antwort aus Sicht des antwortenden Hörers einen responsiven Charakter haben könnte?
- Welchen guten Grund könnte der Antwortende für eine zurückhaltende oder ausweichende Antwort haben?
- Wie stellen Sie sicher, dass Sie nicht aus Versehen interpretieren, statt zu erkunden?

Womit wir beim Sprecherwechsel wären.

Sprecherwechsel

In jedem Kulturkreis und in jeder Sprache gibt es Regeln für die Redeorganisation. Solche Regeln sind das Ergebnis gesellschaftlicher Übereinkunft. Für die Systematik des Sprecherwechsels hat sich in der Angewandten Linguistik und in der Soziolinguistik der 1974 durch die Linguisten Harvey Sacks, Emanuel Schegloff und die Linguistin Gail Jefferson in Anlehnung an den »Zug« oder »Schritt« eingeführte Begriff »Turn Taking« durchgesetzt (siehe Sacks, Schegloff u. Jefferson,1974; Levinson, 1983; Holler, Kendrick, Casillas u. Levinson, 2016). Das Forscherteam stellt ihn in die Kontexte Gesellschaftsspiel, Ausüben von Ämtern, Verkehrslenkung an Kreuzungen und eben jegliche Form von Gespräch. Die direkte Bedeutung »Drehung«, »Wende«, »Runde« denkt jede englische Muttersprachlerin immer mit. Das Mitdenken dieser Denotationen in Bezug auf sprachliche Interaktion finde ich wegen der darin enthaltenen Idee der Zirkularität sehr sinnvoll. Schließlich bedingt jeder Gesprächsschritt einen weiteren des Gegenübers, sodass eine Art kreisende Dynamik entsteht. Die Regeln des Sprecherwechsels haben hierbei sowohl sprachliche als auch soziale Funktion.

Auf sprachlicher Ebene nehmen sie Einfluss auf:

- die Effektivität und die Effizienz im Dialog
- den Grad der Verständlichkeit bzw. die Leichtigkeit im Dialog

Und selbstverständlich formen diese Regeln soziale Organisation und bilden sie ab. Für unsere Zwecke sind von besonderem Interesse:

- Gestalten und Festigen von Beziehungen
- Sichern und Bewahren der Integrität sozialer Rollen bzw. von Mitgliedern sozialer Systeme
- Markieren und Sichern von Status
- Ausüben und Sichern von Macht

Rein sprachlich gibt es fünf Varianten des Wechsels:

1. Selbstzuweisung (Der Sprecher ergreift das Wort mit oder ohne einleitende Worte, wobei schon ein lang gezogenes »ääh« oder »hmm« der Versuch einer Selbstzuweisung sein kann und selbstverständlich auch Gestik und Mimik als Mittel der Selbstzuweisung gelten können.)
2. Fremdzuweisung (Eine Sprecherin lädt einen Gesprächsteilnehmer verbal oder nonverbal zum Sprechen ein oder fordert ihn dazu auf.)
3. überschneidender Sprecherwechsel (Die Äußerungen überschneiden sich kurz.)

4. glatter Sprecherwechsel (direkt nacheinander ohne Überschneidung)
5. Wechsel nach Pause (deutliche Pause, bis eine Gesprächspartnerin den Turn ergreift)

Für einen erfolgreichen Sprecherwechsel gibt es Gelingensbedingungen, die sowohl in äußeren Faktoren als auch in der Funktionsweise des Sprecherwechsels an sich liegen:

Wie die Gesprächsteilnehmer die Sprecherwechsel organisieren, hängt auch von äußeren Faktoren ab. Hier die wichtigsten fünf:

1. Gesprächsanlass und -ziel, wie Auftragsklärung, Informationsaustausch, Problemlösung, Konfliktklärung
2. Gesprächssituation, wie Ort, Zeit, Raum, Grad der Vertrautheit, Grad der Konfliktfreiheit, angestrebte oder erwartete Auswirkungen
3. Status der Gesprächsteilnehmenden an und für sich und im Verhältnis zueinander: sozial, fachlich, funktionell, hierarchisch
4. Beziehungsverhältnis mit den Aspekten Vertrauen, Vertrautheit, Kompetenzanmutung
5. Organisiertheit des Gesprächs, wie Planungsgrad, individuelle oder kollektive Vorbereitung, Moderation, Leitung, Konventionalisiertheit/Ritualisiertheit

In beratenden Gesprächen hat die Kultur und Praxis der Sprecherwechsel zudem diese Besonderheiten:

- Die Beratenden haben die Vorstellung, dass sie aufgrund ihrer Ausbildung und gegebenenfalls aufgrund ihrer Erfahrung über die notwendigen Fähigkeiten der klientenzentrierten oder auftragsgetreuen Gesprächsführung verfügen – wozu selbstverständlich auch der Ansatz gehören kann, den Klienten die Führung zu überlassen.
- Die Ratsuchenden haben ebenfalls die Vorstellung, dass Beratende wissen, was sie tun. Sie überlassen sich der Führung durch den beratenden Gesprächspartner aufgrund ihrer Vorstellungen über diese Form von Gespräch und ihrer Erfahrung mit Menschen in beratender Rolle – wobei sie sich nicht selten ausgeliefert oder unterlegen fühlen.
- Beide Gesprächsparteien teilen in der Regel die Vorstellung, dass die Beratenden sich in den Dienst der Klientinnen stellen – wobei genau dies auch zu Methodendiskussionen führen kann.

Nun zum Sprecherwechsel an sich:

Es gibt klar umgrenzte Bereiche in einem Redebeitrag, in denen ein Sprecherwechsel möglich ist. Dies lässt sich bildlich gut anhand eines Bahnhofs mit einem Bahnsteig und zwei Zügen vorstellen (Abbildung 9).

Das Gespräch kommt an auf Gleis 1 im Zug von Sprecherin A und steigt auf dem Bahnsteig um in den wartenden Zug von Sprecher B auf Gleis 2. Dies ist der sogenannte Transition Relevance Place (TRP, auf Deutsch Redeübergangszone). Der Bahnsteig ist erreicht, sobald B den Rest des Satzes von A sicher mit zu Ende sprechen könnte. Der Bahnsteig selbst ist erstaunlich kurz, er kann aus einem bis zwei Wörtern bestehen, vielleicht aber auch nur aus einer Silbe oder einem Buchstaben. Wer (etwas) zu früh spricht (also das Gespräch quasi vor dem Bahnsteig aus dem Zug zerrt), kann sich zwar das Rederecht sichern, gilt aber als unhöflich oder respektlos. Wer zu spät einhakt, »verpasst den Zug«. Weil diese Zonen situativ und individuell verschieden sein können, sind diese Bereiche nicht ganz trennscharf. Diesen Sachverhalt habe ich bildlich dargestellt durch die Kreuze und die Pluszeichen an der Bahnsteigkante.

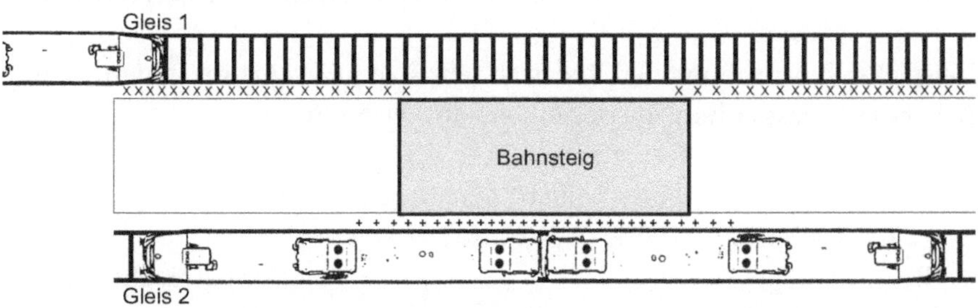

Abbildung 9: Der Gesprächsbahnhof

Vergleichen Sie die Beispiele:

A: »Und eine wichtige Sache habe ich noch!«
XXXXXXXXXXXX X X X X + + ++++
B: »Das besprechen wir nächstes Mal.«

B hakt sehr früh ein. Auch wenn der Gesprächskontext, also hier wohl zum Ende einer Beratungseinheit, und der Satz bis hierhin den weiteren Verlauf sehr wahrscheinlich machen, könnte der Satz auch ganz anders enden, wie

z. B. »… habe ich noch für unsere nächste Sitzung.« Hier liegt also ein Verstoß gegen die Konventionen vor.[35]

Beispiel 2: B hakt etwas vorzeitig ein. Wie in Beispiel 1 kann er noch nicht wissen, wie der Satz enden wird. Aber das Einhaken am Schlüsselwort »Sache« (statt »Frage« etwa) könnte anzeigen, dass die Thematisierung eines weiteren Themas nicht erwünscht ist:

A: »Und eine wichtige Sache habe ich noch!«
XXXXXXXXXXXX X X X X + + ++++
B: »Das besprechen wir nächstes Mal.«

Beispiel 3: B übernimmt den Redestab konventionskonform an der Stelle, an der kein anderer Ausgang als der tatsächlich gesprochene mehr möglich ist. Dennoch spricht er so früh, dass A verständlich werden muss, dass B nicht lange nachzudenken brauchte:

A: »Und eine wichtige Sache habe ich noch!«
XXXXXXXXXXXX X X X X + + ++++
B: »Das besprechen wir nächstes Mal.«

Beispiel 4: B übernimmt den Redestab sehr spät und signalisiert hiermit möglicherweise, dass er kurz überlegen oder abwägen musste:

A: »Und eine wichtige Sache habe ich noch!«
XXXXXXXXXXXX X X X X + + ++++
B: »Das besprechen wir nächstes Mal.«

Bevor Sie meine Zuhör-Tipps lesen, fragen Sie sich bitte selbst:

ZUR ERKUNDUNG

- Wie reflektiert und bewusst nutze ich die Regeln des Sprecherwechsels?
- In welchen Situationen empfinden das meine Klientinnen als angemessen oder konstruktiv? Woran merke ich das?

35 Wobei in belastbaren Beziehungen das zu frühe Sich-ins-Wort-Fallen häufig ein positives Anzeichen der Vertrautheit ist.

- In welchen Situationen empfinden das meine Klienten als unangemessen oder destruktiv? Woran merke ich das?
- Welche Faktoren lassen mich selbstbezogener handeln?
- Wie reagiere ich kognitiv darauf, im Redefluss unterbrochen zu werden? Wie verhalte ich mich oder handele dann?
- Wie reagiere ich emotional darauf, im Redefluss unterbrochen zu werden? Wie verhalte ich mich oder handele dann?

Und hier meine Hinweise zum Zuhören:

HÖR-TIPPS ZUM SPRECHERWECHSEL

- Werden Rückmeldesignale nach und nach zu Signalen der Rederechtbeanspruchung?
- Wie stark ist die Responsivität ausgeprägt?
- Wie harmonisch oder partnerschaftlich wirken die Übergänge?
- Wie gehen Ihre Klienten mit Ihrer persönlichen Gestaltung der Sprecherwechsel um?
- Wenn Klientinnen Ihnen ins Wort fallen: Welche Anreize dafür können Sie möglicherweise identifizieren?

Gesprächsführung

Das verinnerlichte, oft unbewusste oder zumindest unreflektierte Wissen um die ungeschriebenen Regeln des Sprecherwechsels nutzen die meisten Menschen im Gespräch, um ganz unterschiedliche Gesprächsziele zu erreichen. Das trifft natürlich auch auf uns Beratende zu. Wir als aufmerksame Gesprächsprofis können uns und unseren Klienten mit diesem Wissen viel präziser zuhören, um den Gesprächsfluss zu erleichtern oder auch, um – mit Freud gesprochen – zu dirigieren, zu mahnen, zu drängen oder aufzuklären; vielleicht nicht ganz so wie von ihm formuliert, sondern im Sinne der partnerschaftlichen Intervention.

Wie wir eben gesehen haben, folgt auf eine erste initiierende Sprachhandlung eine zweite respondierende Sprachhandlung. Ein Gespräch ist in Konsequenz nichts weiter als die Abfolge einer Vielzahl von aneinander anknüpfenden Sprachhandlungen.

Selten folgen Gesprächsschritte aufeinander, die rein gar nichts miteinander zu tun haben. Dialoge funktionieren ja nur deshalb, weil wir wissen, was normalerweise zusammengehört. Das, was Sie sagen, initiiert eine entsprechende Reaktion Ihres Gesprächspartners. Und dabei gibt es erwartete – oder zumindest erwartbare – zweite Schritte.

Zum Beispiel:

- Begrüßen > Gruß Erwidern
- Berichten > Verständnis äußern/Nachfragen/Antworten
- Fragen > Antworten
- Bitten > Zusagen/Versprechen
- Anbieten/Vorschlagen > Annehmen/Ablehnen

Die Bildung von »zusammengehörigen« Paaren von Gesprächsschritten folgt sowohl inhaltlicher Logik als auch zwischenmenschlichen, in unserem Fall auch konventionalisierten oder rituellen Gepflogenheiten, sowie ganz einfach Bedürfnissen, Erwartungen oder Vorlieben. Die Gesprächsschrittpaare sind auf drei verschiedene Arten miteinander verknüpft:

1. grammatisch: Die Objekte, über die gesprochen wird, werden in den aufeinanderfolgenden Schritten wieder aufgenommen.
   A: »Ich muss wegen Beschwerden aus dem Team die Arbeitsmoral eines neuen Mitarbeiters ansprechen.«
   B: »Ah OK, und möchten Sie mit den Beschwerdeführern oder dem Mitarbeiter sprechen?«
2. thematisch-inhaltlich: Man bleibt inhaltlich »am Ball«.
   A: »Sie sind ja lustig! Mit dem Mitarbeiter natürlich!«
   B: »Es hätte ja auch sein können, dass der Mitarbeiter ein entspanntes Verhältnis zur Arbeit hat und die Kollegen einfach sehr engagiert sind.«
   A: »Woher wussten Sie, dass genau das hier der Konflikt ist?«
3. kommunikativ-funktional: Man folgt den Regeln des Sprecherwechsels.
   A: »Eine wichtige Sache habe ich noch!«
   B: »Ach ja, worum geht es?«
   A: »Nächste Woche muss ich ein schwieriges Mitarbeitergespräch führen.«

Diese Gesetzmäßigkeiten sind zentral für das leichte, geordnete oder zielsichere Führen von Gesprächen. Und beim Zuhören können Sie dementsprechend viel darüber erfahren,

- wie methodisch sauber und wirksam Sie vom ersten Wort an auf den Gesprächsverlauf Einfluss nehmen,
- wie Ihre Klientinnen mit dem Gesprächsfluss umgehen, also ob sie sich treiben lassen, entlang tragen lassen, in Seitenarme abbiegen oder dagegen anschwimmen,

- woran es liegen mag, wenn es nicht funktioniert, oder nicht alle Gesprächspartner mit dem Verlauf des Gesprächs zufrieden sind.

Aber schauen wir doch etwas genauer hin: Da jeder Mensch frei im Handeln ist, kann er nach einem ersten Gesprächsschritt des Partners

- das Gespräch abbrechen,
- nichts sagen,
- mimisch/gestisch/nonverbal antworten,
- einen sogenannten unerwünschten zweiten Schritt tun oder
- selbstverständlich einen sogenannten erwünschten zweiten Schritt tun.

Der Berater wählt in Reaktion auf eine Frage oder Bitte des Klienten nach einer guten Methode, um Konfliktgespräche nicht wie bislang eskalieren zu lassen, die Sprachhandlung

- »Anbieten« in Form einer Frage
  »Wie wäre es, wenn Sie in Konfliktsituationen zukünftig versuchen würden, ein wenig in sich hineinzuspüren und die Gefühle zu identifizieren, die Sie auf eine Weise sprechen lassen, die Sie vermeiden möchten?«

Für alle, die an dieser Stelle einwenden wollen, dass das ja kein Angebot sei, und außerdem schon die Formulierung an sich verlässlich zu Widerstand führe, hier eine knackigere Variante mit schicken Schlüsselwörtern:

> »Viele meiner Klienten machen sehr gute Erfahrungen damit, vor einer unbedachten Reaktion kurz in sich hineinzuhören, ihre Gefühle wahrzunehmen, und dann ganz sachlich souverän und gelassen zu sprechen. Wollen Sie das vielleicht auch mal ausprobieren?«

Lassen Sie uns das am Beispiel der beraterischen Sprachhandlung »anbieten« in Abbildung 10 ansehen:

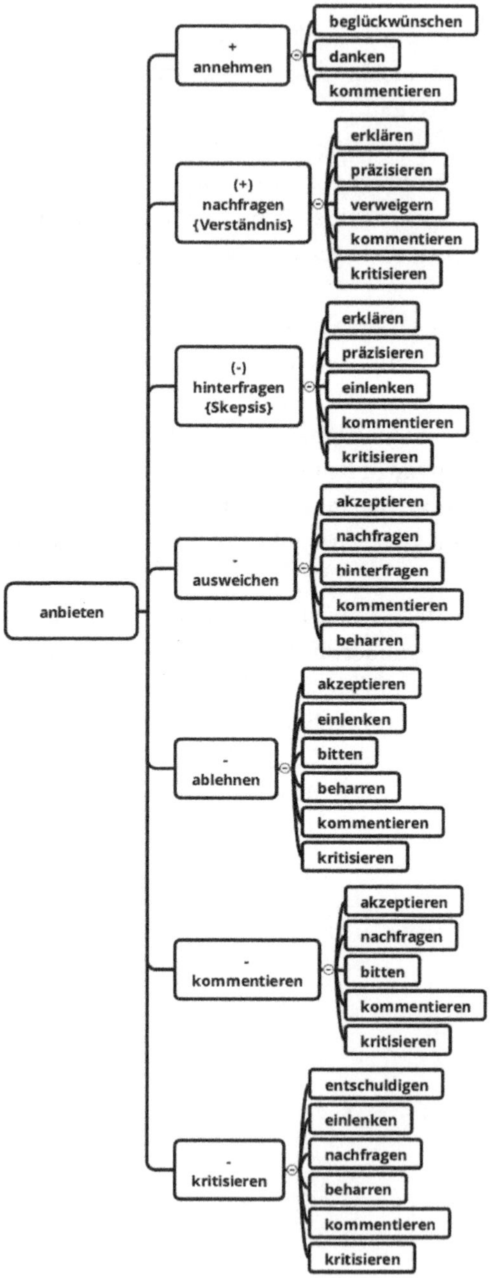

Abbildung 10: Ein Beispiel für Gesprächsschrittpaare

Mögliche bzw. zu erwartende funktionale, konventionelle zweite Schritte sind
- »Annehmen« und
- »Ablehnen« oder auch
- »Nachfragen«, »Hinterfragen«, »Ausweichen« sowie
- »Kommentieren« und »Kritisieren«

Erwünschter zweiter Schritt wäre im Alltagsgespräch und in vielen Kontexten des Beratungsgesprächs die Sprachhandlung
- »Annehmen«
  »Ach. Ja. Das habe ich mir schon oft vorgenommen, aber ohne den Gefühlscheck. Finde ich gut. Mache ich und berichte dann.«

Auch noch teilweise erwünscht bzw. ganz willkommen wäre
- »Nachfragen«
  »Ja, OK, nicht neu die Idee, und wie soll ich das machen, wenn gerade mein Puls durch die Decke geht?«

Nicht unbedingt aus der Rolle der Beratenden, aber rein technisch bereits leicht in der unerwünschten Ecke wäre die Sprachhandlung
- »Hinterfragen«
  »OK, aber ist das nicht auch ein wenig unauthentisch?«

Gleiches gilt für die Sprachhandlung, die uns Beratenden Türen zur Erkundung öffnet, in Alltagsgesprächen aber eher irritiert
- »Ausweichen«
  »Mmm, ja, kann man drüber nachdenken …«

Auch die nächste Sprachhandlung ist zumindest aus Sicht von Therapeutinnen und Coaches sehr willkommen, ja oft willkommener als »Annehmen« oder »Nachfragen«, im allgemeinen Dialog gehört sie aber zu den unerwünschten zweiten Schritten
- »Ablehnen«
  »Nein. Das kann ich mir nicht vorstellen.«

Was aber auch viele Beratende in bestimmten Kontexten nicht so schätzen, ist der unerwünschte zweite Schritt
- »Kommentieren«
  »Jaha, kann man so machen, muss man aber nicht. Habe ich auch schon von gehört, ist vielleicht eher was für die soften Berufe.«

Und auch mit dem folgenden, unerwünschten zweiten Schritt gehen wir Beratende zwar professionell um, nicht zuletzt, weil wir durch ihn nicht selten zum Kern der Sache kommen

- »Kritisieren«

  »Also Entschuldigung, ich will ein pragmatisches Tool ohne Räucherstäbchen. Vielleicht haben Sie eben nicht richtig zugehört: Mich selbst stört es nicht, wenn's mal ordentlich knallt.«

Alle diese zweiten Schritte der Gesprächsschrittpaare können, wie gerade gezeigt, das Ende einer thematischen Sequenz sein. In einem fortlaufenden Gespräch hingegen bilden sie den ersten Schritt eines anschließenden Paares – so wie unser »Anbieten« auf »Fragen« folgte und dann der von uns betrachtete erste Schritt eines neuen Paares wurde. Lassen Sie mich anhand des gerade eben noch zweiten Schrittes »Ablehnen« verdeutlichen, wie er als erster Schritt eines neuen Paares wirkt. Als zweiten, partnerseitigen Schritt einer Ablehnung (»Nein. Das kann ich mir nicht vorstellen.«) erwarten Sprecher, in unserem Fall die Klienten, meist das

- »Akzeptieren«

  »Ach so, ja, das passt nicht für jeden« oder das

- »Einlenken«

  »Ja, in Ordnung, das ist ja auch nur eine von mehreren Möglichkeiten.«

Für manche Sprecherinnen ist auch das Bitten ein erwünschter, vielleicht hilfreicher zweiter Schritt

- »Bitten«

  »Och. Wollen Sie es nicht doch versuchen? Vielleicht nur freitags oder in Situationen, in denen es nicht so drauf ankommt?«

Andere würden die Bitte möglicherweise als Drängen oder Beharren hören – was für die meisten Hörer eher etwa so formuliert werden müsste

- »Drängen«/»Beharren«

  »Also. Nun geben Sie sich mal einen Ruck! Der Weg zur Gelassenheit führt über die Gefühle!«

Und die meisten Sprecherinnen, also in unserem Beispiel Klientinnen, würden die beraterseits nicht unübliche Sprachhandlung »Kommentieren« und die beraterseits kaum vorstellbare Sprachhandlung »Kritisieren« als unerwünschte zweite Schritte einordnen

- »Kommentieren«

  »Ah ja, diese Antwort höre ich öfter.«

- »Kritisieren«
  »Na, Sie haben mich ja gefragt und lehnen nun meinen Vorschlag sofort ab. Ich weiß nicht, ob Sie diese Haltung voranbringt.«

Jeder dieser zweiten Schritte könnte auch wieder der erste Schritt eines anschließenden Paares sein. Die Möglichkeiten des Verlaufs solcher Gesprächsschritt-Sequenzen sind durch die grammatischen, kommunikativ-funktionalen und thematisch-inhaltlichen Bedingungen sowie allgemeine, soziale Erwartungen an ein Gespräch wie Responsivität, Relevanz oder auch Höflichkeit und Partnerorientierung eingehegt, aber rein technisch gesehen ist die Anzahl der möglichen Verläufe fast unendlich.

Angenommen, dass bei jedem Sprecherwechsel fünf verschiedene Sprachhandlungen möglich wären, gäbe es bereits beim zweiten Wechsel 25 Verlaufsmöglichkeiten, beim dritten 125 und beim vierten 625. Selbst bei nur vier Möglichkeiten wären es 16-64-256, bei nur drei immer noch 9-27-81. Und das ist ja das wunderbare und spannende an Gesprächen: ihre schier unendliche, sich während des Gesprächs entwickelnde Vielfalt. Grundsätzlich ist immer alles möglich, wenn auch eingeschränkt durch implizite und explizite Erwartungen, Erwartungs-Erwartungen, Gesprächssorten und Gesprächskonventionen. Menschen, die sich hieran nicht halten, fallen positiv oder negativ auf. Beispiele:

- Eine Vorschrift des Hauswarts mit dem Satz erwidern: »Sie verwechseln mich mit jemandem, den das interessiert.«
- Das die elterliche Anweisung missachtende Kind nicht zurechtweisen, sondern für seinen starken Willen loben
- Auf die Frage, ob man Kinder habe, antworten: »Keine Ahnung.«

Im beraterischen Gespräch navigieren wir Beratenden zwischen den Fahrwassermarkierungen der sicheren Konvention und der konstruktiven Verstörung, während unsere Klienten, je nach Persönlichkeit, Situation und Ideen über ein Beratungsgespräch, tun, was sie wollen, was sie für angemessen halten oder vielleicht auch wozu sie sich verpflichtet fühlen. Nicht wenige agieren in Abhängigkeit ihrer Affekte und Muster oder verpflichtenden Vorstellungen.

Um im Gespräch nun nicht auf Grund zu laufen oder zu scheitern, sind viele Gesprächsteilnehmerinnen darin erfahren oder geübt, Gespräche über einen oder mehrere Sprecherwechsel samt möglichen Sprachhandlungen vorauszudenken. Sie stellen Überlegungen an wie »Also, wenn ich jetzt {das_1} sage, sagt der Therapeut {das_2}. Oder {das_3}. Und wenn ich {das_4} sage, sagt er bestimmt {das_5}. Mmm …« Und wenn Menschen ein aktuell auf sie zukommendes Gespräch im Geiste durchgehen oder in einem Gespräch überlegen, was sie als

Nächstes sagen wollen, sollten oder müssten, gehen sie oft unbewusst oder bewusst nach der auf Walter Shewhart (entwickelt in den 1920er Jahren) und William Edwards Deming (weiterentwickelt in den 1940er und 1950er Jahren) beruhenden PDCA-Methode (Moen u. Norman, 2009; Abbildung 11) vor, die in Prozessen gerne angewendet wird: Plan – Do – Check – Act:

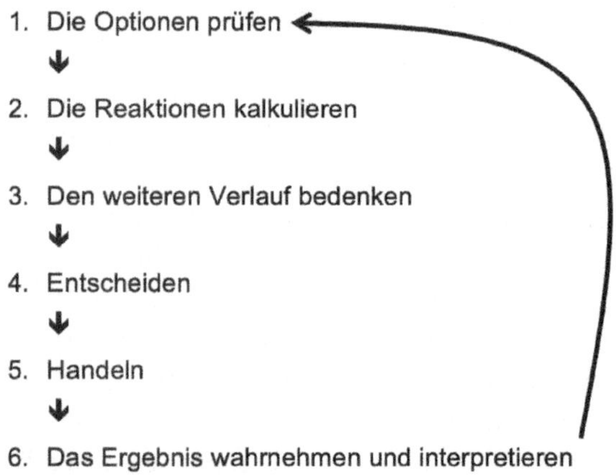

Abbildung 11: Gesprächs-PDCA (nach Shewhart und Deming; Moen u. Norman, 2009; Illustration: Stefan Goes)

Diese Prozesse laufen eher im Hintergrund, wenn folgende Gelingensbedingungen weitestgehend erfüllt sind:
- entspannte Situation
- symmetrische Rollenrechte
- belastbare Beziehung
- Gesprächsverlauf leicht korrigierbar
- wenig Konfliktpotenzial
- geringe Auswirkungen

Unter folgenden Bedingungen hingegen wird der Abwägungsprozess meist bewusster und planvoller:
- angespannte Situation
- asymmetrische Rollenrechte
- unklare oder belastete Beziehung
- Gesprächsverlauf schwer zu steuern
- schwer zu kalkulierende Auswirkungen
- hohes Risiko
- Erfolgsdruck

Mit dem Wissen über die Regeln der Gesprächsschrittfolge können Menschen ein Gespräch so beeinflussen oder sogar steuern, dass es in ihre Richtung geht:

- Sie können einschätzen, wie eine Äußerung gemeint sein könnte, also was für eine Sprachhandlung sie vollziehen sollen.
- Sie wissen, was erwünschte und was unerwünschte zweite Schritte wären.
- Sie können entscheiden, wie Sie handeln wollen.

Das funktioniert wie auf einem Verschiebebahnhof mit vielen parallelen Gleisen, die alle mit Weichen untereinander verbunden sind. Sie haben solche Bahnhöfe sicher schon einmal aus dem Zugfenster gesehen, besonders in der Nähe größerer Städte oder Ballungsgebiete. An jeder Weiche entscheidet der Stellwerkleiter, auf welches Gleis der Zug rollen wird. Genauso wie auf dem Verschiebebahnhof sind Gesprächsteilnehmerinnen »Stellwerkleiterinnen« ihres Gesprächs, sie entscheiden, welche Abzweigungen der Gesprächszug nimmt. Ab einem bestimmten Punkt ist es unmöglich, wieder auf das Ursprungsgleis zurückzukehren, ohne zurückzufahren oder – wie wir es als Kinder mit der Modelleisenbahn getan haben – den Zug von den Schienen zu nehmen und auf das Wunschgleis zu setzen. Im beratenden Gespräch kann und soll natürlich in diesen Fällen innegehalten werden und gesagt werden: »Augenblick bitte, ich möchte gerne noch einmal auf Ihre Äußerung von vorhin zurückkommen!« oder »Also, das Gespräch nimmt für mich jetzt eine unerwartete Wendung. Bevor wir weiterreden, würde ich gerne kurz einmal ansehen, was es damit auf sich hat.«

Und mit diesem Gedanken wären wir nun ganz bei Ihnen. Was fällt Ihnen zum Thema ein? Fragen Sie sich selbst:

ZUR ERKUNDUNG

- Woher wissen Sie, wie eine Sprachhandlung zu verstehen ist? Zum Beispiel ganz konkret: Wie passend fanden Sie die Textbeispiele zu den genannten Sprachhandlungen in diesem Abschnitt?
- Wie wirkt sich die Rollenkonstellation des Beratungsgesprächs auf Ihr Turn-Taking-Verhalten aus?
- Wie beeinflussen Ihre eigenen Ideen/Überzeugungen und die Ihrer Klienten über die jeweiligen sozialen und funktionalen Rollen samt deren Rechten und Pflichten Ihr Turn-Taking-Verhalten?
- In welchen Kontexten und Situationen ist es Ihnen wichtig, das Gespräch auf jeden Fall zu steuern? Was müssen Sie dabei beachten?
- In welchen Kontexten und Situationen überlassen Sie den Klienten die Steuerung?

- Welche Handlungen Ihrer Gesprächspartnerinnen bringen Sie aus dem Tritt?

Und nun noch meine Leitfragen für das Zuhören:

HÖR-LEITFRAGEN ZUR GESPRÄCHSFÜHRUNG
(wobei Sie bitte auch immer sich selbst im Blick haben)

- Wie lässt sich erkennen, ob und wer das Gespräch führt? Wechselt das? Wie genau geschieht das?
- Wie zielorientiert wirken die Gesprächspartner? Auf welche Art und Weise handeln sie?
- Wie wirkt die Beziehungsqualität auf die Art der Gesprächssteuerung ein?
- Wie ist die Haltung zum Thema oder zur Aufgabe?
- Welche unterschiedlichen Handlungspräferenzen gibt es?
- Welche Merkmale von Gesprächen beeinflussen den Gesprächsverlauf/ die Gesprächsschritt-Sequenzen deutlich?
- Welche Gesprächsschritt-Sequenzen
  - erleben Sie häufig?
  - finden Sie erwartbar?
  - finden Sie in Beratungsgesprächen normal/angemessen?
  - finden Sie wünschenswert?
  - finden Sie nicht wünschenswert?
  - verunsichern Sie?
  - finden Sie anstrengend?

Abschließend sehen Sie in Abbildung 12 zusammenfassend einen Überblick über die wichtigsten Aspekte der Redeorganisation:

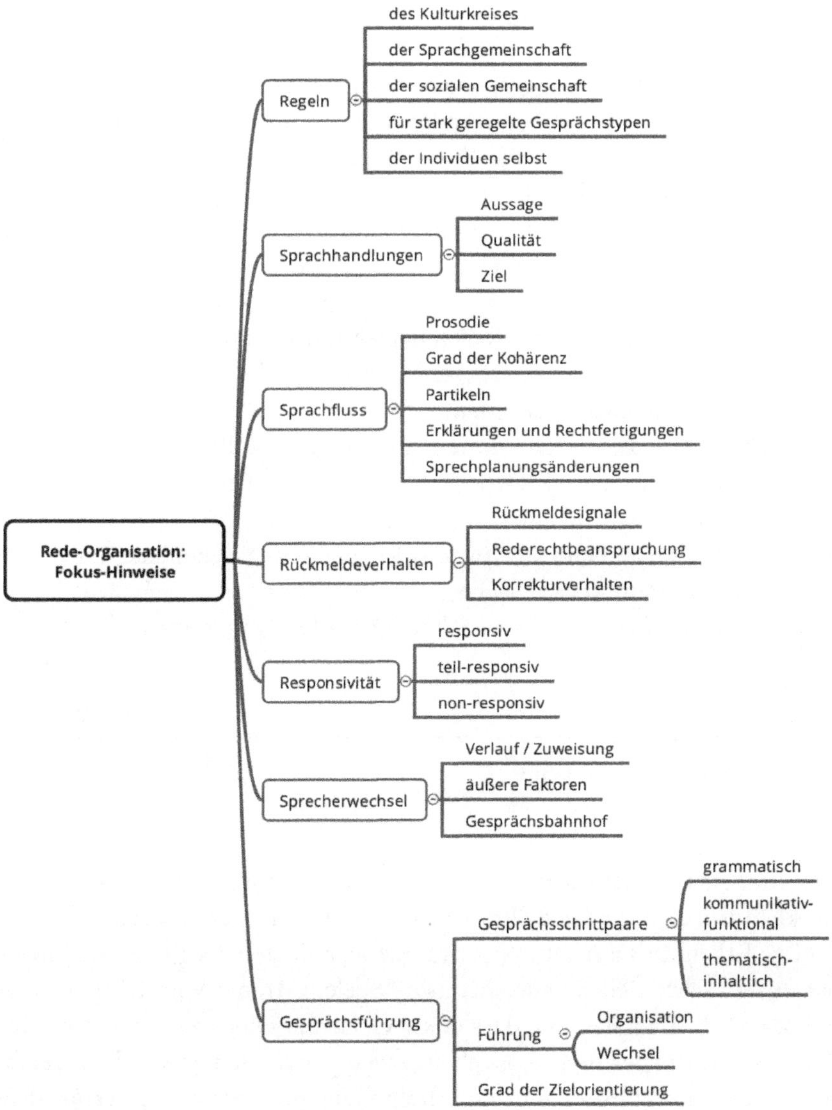

Abbildung 12: Fokuspunkte der Redeorganisation

Bevor wir nun zum Ende unserer Beschäftigung mit der Sprache und ihrer Verwendung kommen und uns den systemischen Aspekten des Zuhörens zuwenden, möchte ich mit Ihnen noch einen Blick auf die nonverbalen Aspekte der Kommunikation werfen.

3.2.4 Körperliche Information

Zum Thema Körpersprache gibt es eine überwältigende Vielzahl von Ratgeberbüchern und eine noch überwältigendere Menge von Forschungsliteratur. Ganz entschieden möchte ich mich mit Ihnen an dieser Stelle nicht in aller Tiefe über Körpersprache austauschen. Erstens ist nicht alles, was Körpersprache genannt wird, auch Körpersprache – also die absichtliche Kommunikation mit nonverbalen Mitteln –, und zweitens wollen wir über etwas Umfassenderes und zugleich Diffuseres nachdenken als die Körpersprache. Uns interessieren die von Hörern wahrnehmbaren, nonverbalen Begleitinformationen zum gesprochenen Wort. Wir wollen betrachten, auf welche Weise Sie diese bewusster in Ihr präzises Zuhören einbeziehen könnten.

Lassen Sie uns das anhand dreier Annahmen tun, die ich als grundlegend für eine kluge Einschätzung körperlicher Information erachte:

1. Körper und Geist sind eins.
2. Nicht jeder körperliche Ausdruck ist Körpersprache, aber jeder körperliche Ausdruck kann uns etwas sagen.
3. Nonverbale Information lässt sich nicht eindeutig verstehen.

1. ANNAHME

Körper und Geist sind eins.

Diese Idee stammt natürlich nicht von mir, vielmehr würde sie wohl auch Ihre Musiklehrerin oder Ihr Fußballtrainer, ganz bestimmt aber Ihre Yogalehrerin als wichtige Erkenntnis auf dem Weg zum Erfolg anbieten. Es gibt viele Hinweise, dass unser Geist, vielleicht sogar unsere Seele, getrennt vom Körper schwer denkbar ist. Die Vorstellung, dass unser Geist aus seiner Kommandozentrale Hirn unseren Körper steuert, ist ebenso wenig ganz richtig wie die Idee, dass unser Körper und unser Gehirn unserem Geist nur vorspielen, der Ausdruck eines freien Willens zu sein.

Sie erinnern sich an meine kurze Erwähnung von Daniel Kahnemans Forschung zum schnellen und langsamen Denken in Kapitel 2. Das schnelle Denken ermöglicht, dass wir den Eindruck erhalten, nicht zu denken, sondern »intuitiv« zu handeln. Ein gutes Beispiel hierfür kann ich Ihnen aus eigener Erfahrung nennen: Auf meinem Bariton-Saxofon kann ich trotz der tieftönenden Charakteristik des Instruments sehr hohe Töne spielen, die weder eine normale Bedienung der Klappen noch ein einfaches Überblasen allein ermöglichen könnten. Vielmehr muss ich die Töne innerlich hören, während ich sie produzieren möchte. Erst dann geht es. Und in sehr schönen Momenten habe ich den Eindruck, dass das Saxofon ein Teil meiner selbst sei. Ähnliches berichtete mir vor einiger Zeit eine frühere Mitarbeiterin, die zu dem Zeitpunkt dem Bundeskader für Reitsport angehörte. Sie erklärte mir sehr überzeugend, dass sie das Pferd nicht reite und auch nicht führe, sondern dass ihr Wille und der des Pferdes eins würden, ebenso wie ihre Körper eine Einheit bilden würden. Ich finde, das kann man sehr gut erkennen, wenn man, an den Zaun einer Reitwiese gelehnt, ungeübten Reitern auf ihnen unvertrauten Pferden neben erfahrenen Reitern mit ihren behuften Kameraden hinterherschaut. Eckig neben rund, fest neben flüssig. Überlegen Sie:

ZUR ERKUNDUNG

- Was halten Sie von der Idee, dass Körper und Geist eins sind?
- Wie beeinflusst Ihre eigene Überzeugung die Art und Weise, wie Sie nonverbal wahrnehmbare Informationen einschätzen?
- Wie stark achten Sie auf redebegleitende oder für sich alleinstehende nonverbale Information?

Unabhängig von Ihrer persönlichen Meinung bitte ich Sie, die Annahme der Einheit von Körper und Geist während unserer Betrachtungen der körperlichen Informationen rein gedanklich mit mir zu teilen, denn gesprochene Sprache funktioniert nur mit dem Körper. Wenn wir über Kommunikation sprechen, wenn wir über das Wahrnehmen von Kommunikation sprechen, dann ist das Körperliche immer mit dabei. Was wir fühlen und denken, spiegelt sich im Körperlichen wider. Denken wir etwa daran, welchen Unterschied es macht, bzw. um wie vieles aufmerksamer Sie im Beratungsgespräch werden,

- wenn Körperausdruck und Gesagtes aus Ihrer Sicht nicht übereinstimmen
- wenn Klienten im Gespräch die Körperhaltung wechseln
- wenn Klientinnen Körperausdruck und Körpersprache in den Extremen des Möglichen zeigen, also entweder äußerst zurückhaltend oder äußerst ausdrucksstark

Oder denken wir daran, welchen Unterschied es für Ihre Klienten in der Wahrnehmung und für Sie als Teil Ihrer Selbstpräsentation macht,

- ob Sie körperliche Nähe oder Distanz wählen
- ob Sie Ihre Mimik und Gestik stark einschränken oder ihr freien Lauf lassen

- ob Sie im Gespräch aufstehen und den Platz wechseln, oder ob Sie eher an einem Ort im Raum verbleiben

Gleichermaßen wirkt sich Körperliches auf das Denken und Fühlen aus – und somit auch auf das Sprechen. Denken Sie etwa an Menschen, deren chronische Schmerzen sie dünnhäutiger und reizbarer werden lassen – sie werden in bestimmten Situationen auch angestrengter, gereizter sprechen. Denken Sie an sich selbst nach einem langen Arbeitstag mit zu viel Sitzen, zu viel Kaffee und zu viel verbrauchter Büroluft: Ihre Gedanken werden statisch, vielleicht sogar säuerlich, aber auf jeden Fall wenig frisch. Und so klingen Sie dann möglicherweise auch in den letzten Klientengesprächen.

Denken, Fühlen, Handeln, das findet immer in einem einzigen Gefäß statt, nämlich in einer Körper-Geist-Einheit. Wie viel Ihnen fehlt, wenn Sie ausschließlich oder vornehmlich hören, merken Sie in Telefongesprächen oder virtuellen Beratungsgesprächen am Rechner, bei denen Sie nur »Talking Heads« oder gar nur graue Kacheln mit Namensetiketten zu Gesicht bekommen. Hier spitzen Sie automatisch die Ohren, um das Fehlen der optischen Eindrücke auszugleichen. Es ist also wichtig, sich im Gespräch nicht nur auf das zu Hörende zu konzentrieren, sondern dabei immer das Körperliche mit wahrnehmen zu wollen. Denken Sie kurz über sich selbst nach:

ZUR ERKUNDUNG

- In welchen Situationen kommunizieren Sie vornehmlich mit Ihrer Stimme?
- In welchen Situationen begleiten nonverbale Signale Ihre verbale Kommunikation? In welchen Situationen haben Sie den Eindruck, dass das »ganz von alleine« geschieht?
- In welchen Situationen kommunizieren Sie vornehmlich mit Ihrem Körper (also mimisch, gestisch, Körperhaltung, Körperbewegung)?

2. ANNAHME

Sie ist sehr wichtig, denn sie schützt uns davor, aus allen optischen Eindrücken des Gegenübers eine Botschaft herauslesen zu wollen. Es gilt:

Nicht jeder körperliche Ausdruck ist Körpersprache, aber jeder körperliche Ausdruck kann uns etwas sagen.

Sie haben möglicherweise schon einmal von Erving Goffman gehört oder das bereits 1959/1990 erschienene Buch gelesen, das einen beachtlichen und nachhaltigen Einfluss auf die Diskussion zur menschlichen Kommunikation nahm: »The Presentation of Self in Everyday Life«. Obwohl ich gerne das gesamte Buch mit Ihnen durchgehen würde, diszipliniere ich mich und teile nur zwei im Kontext unserer Überlegungen wesentliche Postulate Goffmans mit Ihnen (die er gleich zu Beginn der Einleitung aufstellt, Goffman, 1959/1990, S. 14 ff.):

1. Menschen präsentieren sich anderen wie auf einer Bühne, um einen bestimmten Eindruck zu erwirken, der die Interaktion miteinander gestalten soll.
2. Menschen liefern hierbei willentliche Ausdrücke ihres Selbst (expression given) und unwillentliche Ausdrücke ihres Selbst (expression given off).

Goffman behauptet, dass Menschen in der Interaktion miteinander etwas spielen, was wir soziales Theater nennen könnten. Aus diesem Grund bekam das Buch im Deutschen auch den Titel »Wir alle spielen Theater. Die Selbstdarstellung im Alltag«. Goffmans Beobachtung war, dass Menschen, sobald sie sich gesehen, beobachtet oder wahrgenommen fühlen, einen Ausdruck von sich anbieten, der dem Eindruck entspricht, den sie erwecken möchten. Dies finde auf körperlicher und sprachlicher Ebene statt. Nehmen wir diese Beispiele:

- Wie Sie eine neue Klientin begrüßen und in den Besprechungsraum einladen.
- Wie sich von Ihnen begleitete Hoch- und Niedrigstatus-Spieler im Raum, z. B. am Besprechungstisch, zueinander verhalten.
- Wie Mitglieder eines Teams, die miteinander im Konflikt stehen, sich zu Beginn und während einer Supervisionssitzung zueinander ausrichten.

Natürlich achten wir, bewusst oder unbewusst, in solchen wichtigen Situationen sehr darauf, wie wir wirken. Aber auch in weniger bedeutsamen Kontexten übermitteln wir Signale, etwa

- im dicht gepackten Bus (»Achtung, das wird gleich mein Platz!«, »Sprich mich nicht an!« bzw. »Ich interessiere mich für nichts hier im Bus!«)
- im etwas zu teuren Kleidungsgeschäft (»Kaufe ich mir jeden Tag, bin etwas enttäuscht von der schmalen Auswahl.« bzw. »Schwitz! Was für Preise!«)
- an der Theatergarderobe (»Ich bin dran!« oder »Komm' mir nicht in die Quere!«)
- für sich allein im Restaurant (»Ich bin entspannt und fühle mich großartig.« oder »Ich lese in Ruhe mein Buch und genieße das Alleinsein in lebendiger Umgebung.«)
- beim Gespräch über den Gartenzaun (»Ich bin harmlos und freundlich.« bzw. »Echt nettes Gespräch, aber ich habe leider noch zu tun!«)

Und übrigens: Auch der Versuch, so zu wirken, als ob uns die Wirkung auf andere gleichgültig sei, wie etwa als Rednerin auf einer Fachtagung, ist eine soziale Pose ...

Während Sie sich in die Situationen meiner Beispiele hineinversetzt haben oder Sie mit den Gedanken abgeschweift sind, weil Ihnen eigene Erlebnisse am inneren Auge vorbeizogen, ist Ihnen bestimmt aufgefallen, dass es einen deutlichen Unterschied gibt zwischen körperlicher Information, die Sie quasi absondern, ohne es zu beabsichtigen, und körperlicher Information, die Sie willentlich übermitteln – genau, das ist der in Annahme 2 benannte Unterschied zwischen Körpersprache (expression given) und Körperausdruck (expression given off)! Das heißt: Natürlich gibt es in einem Gespräch willentlich übermittelte Botschaften, die redebegleitend oder auch anstelle von Rede eingesetzt werden können (wie Nicken, Kopfschütteln, die Hand zum Gruß erheben, den Daumen aus einer geschlossenen Hand zum OK hochstellen). Und es gibt mindestens ebenso viele unwillentlich übermittelte, quasi abgesonderte Informationen (Erröten, Seufzen, auf den Boden schauen, die Sitzposition ändern). Beide Arten von Information sind wertvoll für uns beim Bemühen, den Klienten wirklich gut zu verstehen. Was uns zur dritten Annahme führt.

3. ANNAHME

Nonverbale Information lässt sich nicht eindeutig verstehen.

Diese These folgt doch zwingend aus den bisherigen Überlegungen, oder? Aber sehen wir noch einmal genau hin: Den eben noch so forsch von mir in die Kästchen Körpersprache und Körperausdruck geworfenen Expressions schallt munter ein »Kommt drauf an!« entgegen:

- Nicken kann auch ganz unbewusst in tiefen Gedanken geschehen – und vielleicht nickt der Mensch auch zu was ganz anderem, als zu dem, was er sagt, etwa wird zum Gesagten »Ja, in Ordnung, das machen wir so.« genickt und gedacht: »Und ewig grüßt das Murmeltier.«
- Kopfschütteln: ganz wie beim Nicken ...
- Die Hand zum Gruß erheben kann jemandem hinter Ihnen gelten oder soll gar kein Gruß sein, sondern ist ein Abwinken, was Sie zu Ihren Gunsten interpretieren (»Mann, geh' weiter!«).
- Den Daumen aus einer geschlossenen Hand zum OK hochzustellen, kann auch ein soziales Muster sein, das jemand zu allem anbietet (gerne in Verbindung mit bedeutungsvoll gen Erde gerichtetem Blick und bedächtigem Nicken) oder Sie haben den Sarkasmus übersehen oder überhört.

- Erröten: Können Sie immer eindeutig sagen, ob es ein Erröten aus Verlegenheit, Scham, Fremdschämen oder Zorn bzw. Wut ist? Und was der Auslöser war?
- Seufzen: Hier ist alles drin von unbewusster Affektabfuhr über nonverbale Mitteilung bis hin zu passiv-aggressivem Angriff, auch in Verbindung mit Augenrollen.
- Auf den Boden schauen: ganz wie beim Seufzen.
- Die Sitzposition ändern: Das muss nichts mit dem Gesagten zu tun haben, vielleicht ist der Stuhl einfach gerade zu unbequem oder Muskeln sind verspannt. Und selbst wenn, kann dies genauso gut ein Anzeichen für einen Gedankenvorgang oder eine Gefühlsregung sein wie eine bewusste Nachricht.

Also, Eindeutigkeit von Körperausdruck und Körpersprache ist selten bis nie vorhanden. Aber: Für diejenigen unter Ihnen, denen diese Idee nicht behagt: Rettung naht! Denn natürlich wären Sie nicht die Einzigen, die hier den Finger zum Einwand heben würden. Zwei berühmte Forscher, von denen Sie vielleicht schon gehört oder gelesen haben, bieten eine Sichtweise an, die mehr Kommunikation und mehr Zuordenbarkeit sieht.

Sie kennen sicherlich den Satz »Man kann nicht nicht kommunizieren«. Er wird dem österreichischen Kommunikationswissenschaftler Paul Watzlawick zugeschrieben, entstammt aber dem Gemeinschaftswerk »Pragmatics of human communication«, das er 1967 gemeinsam mit Janet Beavin Bavelas und Don D. Jackson veröffentlichte. Abgeleitet wird dieser Gedanke aus der Feststellung, dass es auch kein Nicht-Verhalten gebe – wohlgemerkt, in interaktiven Situationen:

»Behavior has no opposite. In other words, there is no such thing as nonbehavior or, to put it even more simply: one cannot not behave. Now, if it is accepted that all behavior in an interactional situation has message and value, i. e., is communication, it follows that no matter how one may try, one cannot not communicate. Activity or inactivity, words or silence all have a message value: they influence others and these others, in turn, cannot not respond to these communications and are thus themselves communicating« (Watzlawick, Beavin Bavelas u. Jackson, 1967, S. 48 f.).[36]

---

36 Deutsche Übersetzung: »Verhalten besitzt kein Gegenstück. In anderen Worten, es gibt kein Ding wie Nicht-Verhalten oder, um es noch einfacher auszudrücken: Man kann sich nicht nicht verhalten. Folglich, wenn akzeptiert wird, dass alles Verhalten in einer interaktionalen Situation eine Botschaft und einen Wert besitzt, das heißt, Kommunikation ist, dann folgt daraus, ganz gleich wie sehr man es versuchen mag, dass man nicht nicht kommunizieren kann. Aktivität oder Inaktivität, Worte oder Schweigen haben alle Nachrichtenwert: Sie beeinflussen andere und diese anderen wiederum können auf diese Mitteilungen nicht nicht reagieren und kommunizieren auf diese Weise selbst« (Übersetzung vom Autor).

Also, irgendwas kommt immer an. Und das auch noch erstaunlich eindeutig, zumindest was Mimik angeht. Paul Ekman, ein Freund und Kollege von Goffman, legt das in seinem Bestseller »Emotions Revealed« (2003; deutsch »Gefühle lesen«) nachvollziehbar und glaubwürdig dar. Mangelnde Eindeutigkeit führt er unter anderem zurück auf den Konflikt mit sogenannten »Display Rules«, also kulturell normierten Gesichtsausdrücken für bestimmte Gefühle oder Gedanken (Ekman, 2003, S. 3 f.).

Heißt das am Ende nun, dass wir im Kreis gelaufen sind? Nein. Ich denke nicht. In körperlich übermittelter Information den intendierten Sinn zu erkennen, ist eben sehr anspruchsvoll. Für uns leitet sich daraus die Maxime ab:

> Achte aufmerksam auf Körperausdruck und Körpersprache und nutze sie als Anzeichen für ein wichtiges Gefühl oder einen nachfragenswerten Gedanken!

Meine Fragen an Sie sind jetzt:

ZUR ERKUNDUNG

- Wie sehr neigen Sie dazu, körperlich übermittelte Information als Körpersprache, also »expression given« zu interpretieren? Woran liegt das?
- Fallen Ihnen Situationen, Gesprächskonstellationen oder bestimmte Kontexte ein, in denen Sie stärker oder schwächer auf Körperausdruck und Körpersprache reagieren?

Und diese Leitfragen unterstützen Sie bei der Einschätzung:

BETRACHTUNGS-LEITFRAGEN KÖRPERLICHE KOMMUNIKATION

- Was genau sehe ich? Wie lässt es sich sachlich und wertfrei beschreiben?
- Begleitet es verbale Äußerungen? Wenn ja: Wie stimmig wirkt es?
- Ist es Körpersprache? Wieso ist es nicht einfach Körperausdruck?
- Wie wirkt es sich auf meine Fähigkeit aus, souverän und partnerorientiert am Gespräch teilzunehmen?

So. Fertig mit der Sprache. Sie haben einen Überblick über die wichtigen Elemente und die Funktionsweise der Sprache erhalten und Sie haben sich damit auseinandergesetzt, wie Sie selbst Sprache verwenden und die Sprachverwendung Ihrer Klienten wahrnehmen und empfinden. Sie sind jetzt bestens ausgerüstet, um die Sprachverwendung in den Kontext systemischer Methoden zu setzen.

4 »Gemeint ist multivers«: Systemische Methoden

Albert Einstein hat einmal geschrieben: »Das Schönste, was wir erleben können, ist das Geheimnisvolle. Es ist das Grundgefühl, das an der Wiege von wahrer Kunst und Wissenschaft steht. Wer es nicht kennt und sich nicht mehr wundern, nicht mehr staunen kann, der ist sozusagen tot und sein Auge erloschen« (Einstein, 1934, S. 16).

Einstein hat diese Gedanken zwar in einem spirituellen Kontext geäußert, doch ich finde, sie eignen sich auch sehr gut als Einstimmung auf die Betrachtung systemischer Methoden, denn bei aller professionellen Distanz in der Methodenanwendung sollen wir doch auch dem Staunen einen Stuhl am Tisch bereitstellen. Aber ich denke, das tun Sie ohnehin in jedem Gespräch. Jetzt also frisch ans Werk! Zur Orientierung vorab ein kurzer Überblick. Im gesamten Kapitel werden wir Methoden und Interventionen in Wechselwirkung mit diesen zwei Einflussgrößen betrachten:

- Ihrer Persönlichkeit und
- Ihrer Lebens- bzw. Berufswirklichkeit.

In Kapitel 4.1 zeige ich Ihnen anhand von Beispielen aus der Praxis die Methoden, mit denen ich besonders gerne arbeite, weil ich mit ihrer Hilfe überaus viel zu hören bekomme. Ich stelle Methoden vor, die nicht unbedingt in der Flussmitte der systemischen Lehrbücher zu finden sind, oder die nicht originär »systemisch« sind, sich aber sehr gut mit systemischer Haltung anwenden lassen. In Kapitel 4.2 stelle ich in kürzerer Form weitere Methoden vor, mit denen ich gute Erfahrungen gemacht habe. Die geübten Systemikerinnen unter Ihnen können die beiden Kapitel nutzen, um ihre eigene Haltung zu diesen Methoden zu reflektieren oder auch, um anhand der begleitenden Aufgaben vielleicht auf die eine oder andere neue Idee zu kommen. Für Neu-Systemiker bieten sie einen guten Einstieg in die Welt der systemischen Methodik und regen sicher auch dazu an, bereits bekannte und angewandte Methoden auf ihren systemischen Gehalt oder ihre Anwendbarkeit in systemischen Settings zu prüfen. In Kapitel 4.3 schauen wir auf die Methoden, mit denen Sie selbst gerne arbeiten. Ich hätte da ein paar Fragen... Abschließend befassen wir uns in Kapitel 4.4 mit der Frage, wer eigentlich das Gespräch führt.

4.1 Systemische Methoden anhand von Praxisbeispielen

Zuerst also die sieben systemischen Methoden, mit denen ich vorwiegend arbeite. Der Vorteil für Sie besteht darin, dass Sie mit jeder Methode ein passendes Beispiel erhalten. Ein Nachteil könnte sein, dass die Auswahl subjektiv getroffen ist. Sollte Ihnen nach der Lektüre noch etwas fehlen oder Sie haben die Sorge, etwas zu verpassen, können Sie in Kapitel 4.2 weiterlesen.[37]

4.1.1 Bedingungsvariation

Das Prinzip dieser in Kreativprozessen oft angewandten Methode ist ganz einfach: Man nimmt etwas Fertiges, um daraus etwas Neues oder in Teilen Anderes zu entwickeln, indem man systematisch seine Eigenschaften variiert. Sie können sich vorstellen, dass das mit einem Schmerz, einem Problem, einer Familie, einer beruflichen Situation oder einer hinderlich gewordenen Überzeugung genauso gut geht wie mit einem Rasenmäher oder einer Espressomaschine. Diese Methode eignet sich besonders gut in Auftragskontexten, in denen eine Klientin wenig Gestaltungsmöglichkeiten für sich erkennen kann.

Ich arbeite gerne mit der SCAMMPERR-Liste[38]. Der Name ist ein Akronym aus den Anfangsbuchstaben dieser Handlungsverben:
- **S**ubstitute (ersetze)
- **C**ombine (kombiniere/verbinde)
- **A**dapt (ändere/passe an)

37 Zum vertieften Lesen bieten sich an: von Schlippe und Schweitzer (2016, Kapitel IV, S. 223–345), Levold und Wirsching (2023, Kapitel 2.3, S. 220–281), und Frei (2025). Wobei ich auch aus eigener Erfahrung dazu neige, Methoden zwar wertvoll und sinnvoll zu finden, aber ihre Bedeutung für den Beratungserfolg auch nicht überschätzen möchte. Siehe dazu sehr schön kurz und knapp Tom Levold in Levold und Wirsching (2023, S. 220–223).

38 Michael Michalko ergänzte die 1971 von Bob Eberle entwickelte SCAMPER-Liste, die dieser aus der sehr komplexen Osborn-Checkliste von 1957 entwickelte (Michalko, 2006, S. 72–110; Merten, 2020, S. 80–95).

- **M**agnify (vergrößere/übertreibe)
- **M**odify (modifiziere)
- **P**ut (setze (um))
- **E**liminate (entferne/eliminiere)
- **R**earrange (verändere die Reihenfolge/Zusammenwirkung der Bestandteile)
- **R**everse (drehe die Reihenfolge um/kehre das Innere nach Außen oder umgekehrt)

Beispiel
Einem Teamleiter in einem Technologieunternehmen war der nächste Schritt auf der Hierarchieleiter angeboten worden. Mein Auftrag war, mit ihm zu überlegen, ob er dieses Angebot annehmen oder zugunsten einer vertieften Fachkarriere ausschlagen sollte. Ich erinnere mich an seinen Satz: »Ich baue Raketen! Ich will nicht anderen helfen, Raketen zu bauen!« Abgesehen davon, dass er keine Raketen baute, hätten diese beiden Sätze zur Annahme verleiten können, dass er sich bereits entschieden hätte, aber das war nicht so, denn der größere Einfluss im Unternehmen, den er durch die zusätzliche Personalverantwortung gewinnen würde, reizte ihn auch. Im Hin- und Herwälzen des Für und Wider, eingeklemmt zwischen Entweder und Oder, steckte er nun fest. Ich bot ihm deshalb an, die neue Führungsposition mittels Bedingungsvariation ein wenig durchzukneten und neu zu modellieren. Dies kam dabei heraus:
- »Substitute!« Er ersetzte in Gedanken den aktuellen Chef in spe durch einen fiktiven, der ihm besser gefallen würde. Das änderte aber nur marginal etwas an der Attraktivität der neuen Stelle. Auf dieselbe Weise ersetzte er seine »ehemaligen« Teamleiterkollegen und einige der Mitarbeiter, bzw. schickte sie in Gedanken auf Weiterbildungen. Da hellte sich sein Gesicht schon etwas auf, zumal er hier mittelfristige Optionen erkannte.
- »Combine!« Er prüfte, ob er Teams zusammenlegen könnte, um in einigen Prozessen mehr Schwung in die Entwicklung zu bekommen, verwarf den Ansatz aber wieder.
- »Adapt!« Hierzu fiel ihm nichts ein.
- »Magnify!« Hier lenkte er seine Gefühle in zwei Richtungen. Er prüfte, unter welchen Bedingungen der Schmerz des Ingenieurs wegen der stärkeren Ausrichtung seiner Tätigkeiten an Managementaufgaben geringer werden würde und unter welchen Bedingungen er wachsen würde. Ich ermunterte ihn, hier kräftig zu übertreiben, was ihm half, zu einer präziseren Einschätzung des wahrscheinlichen Schmerzes zu gelangen. Gleichermaßen verfuhren wir mit den Einflussmöglichkeiten auf die technische Entwicklung. Er erkannte, dass ihn dies sehr reizte, und dass er hierfür nichts weiter

tun müsste, als etwas bestimmter aufzutreten. Leichter gesagt als getan für einen eher introvertierten Entwickler, aber immerhin öffnete sich ihm hier das enge Tal zur weiten Ebene des Sowohl-als-auch.
- »Modify!« Hier gingen wir die Möglichkeiten der Umgestaltung der Abteilung durch (Aufgaben, Organisation, Führungskultur, Größe). Der Teamleiter erkannte plötzlich, dass er seine entwicklerischen Fähigkeiten nicht nur auf Technisches, sondern auch sehr gut auf Institutionelles anwenden könnte.
- »Put!« schloss sich in der Organisation aus.
- »Eliminate!« wendete er auf sich selbst an: Er überlegte, wie seine Zukunft außerhalb seines aktuellen Unternehmens aussehen könnte und stellte fest, dass er mehr als genug Angebote vorliegen habe, er sich jedoch mit dem aktuellen Unternehmen verbunden fühle.
- »Rearrange!« befand er als bereits ausreichend in vorherigen Schritten bedacht.
- »Reverse!« benutzte er, um sich vorzustellen, wieder als reiner Entwickler ohne Führungsverantwortung zu arbeiten (unattraktiv), oder sich mit einem Start-Up selbstständig zu machen (unrealistisch, da kein »Unternehmergeist«).

Zum Ende des Gesprächs verblieben wir so, dass er zunächst mit seinem direkten Vorgesetzten über seine Gestaltungsideen sprechen und alles ein wenig sacken lassen wollte, um dann zu einer Entscheidung zu gelangen. Schlussendlich entschied er sich für den Verbleib in der bisherigen Aufgabe.

Was sich besonders gut hören ließ
- Handlungsverben (»Das schiebe ich dann einfach zu den Projektierern«, »Das flanschen wir bei Team 2 an.«)
- Modalverben (»Da müsste ich mich aber sehr stark überwinden.«)
- Adverbien/Adverbphrasen (»mühsam«, »nicht ohne Widerstände«, aber auch »schnell«, »mit Unterstützung der Kollegen«)
- Wirklichkeitskonstrukte im Konjunktiv statt Aktiv (»Ich könnte mal fragen.«)
- negative Adjektiv-Attribute/Zuschreibungen (»schwerfällige Chefs«, »Das kriegen wir hier nie gut hin.«)

In diese neu gebaute Welt konnte ich gut – ganz ohne Interpretation oder Hypothesenbildung – hineinfragen.

- Wie stark spricht Sie die Methode an auf einer Skala von 0–10? Wie gut entspricht sie Ihrer Denkweise? Wie passt sie zu Ihren Handlungspräferenzen?
- Wie gut lässt sich die Methode in die Settings integrieren (oder ist bereits deren Bestandteil), in denen Sie häufig arbeiten? Welche Erfahrungen haben Sie bereits mit dieser oder einer ähnlichen Methode gemacht?
- Worauf achten Sie besonders, wenn Sie Klienten beim Neu- und Umgestalten zuhören?
- Wie stellen Sie sicher, dass Sie durch die Art Ihrer Fragestellung und Kommentierung nicht mitkonstruieren?

4.1.2 Das Drei-Welten-Modell der beruflichen Persönlichkeit von Bernd Schmid

Der Organisationsberater und Coach Bernd Schmid entwarf das Drei-Welten-Modell 1990.[39] Das Modell geht von drei grundsätzlichen Lebenswelten aus, in denen berufstätige Menschen unterschiedliche soziale Rollen spielen können: die Privatwelt, die Professionswelt und die Organisationswelt (siehe Abbildung 13). Schmid definiert diese Welten folgendermaßen:

»Die erste Welt ist die Organisationswelt, in der der Klient lebt und arbeitet, und die Umwelten für diese Organisation. Hier sind Verpflichtungen, Einfluss und Spielräume, Organisationsrollen und deren Einbindung in Netze von offiziellen Regelhaftigkeiten und von ungeschriebenen Regeln der Organisationskultur zu berücksichtigen. [...] Die zweite Welt ist die der Professionalität des Klienten. Hier spielen seine Vorbildungen, seine fachlichen Qualifikationen, seine Ambitionen und seine Vorstellungen von Karriere und professioneller Lebensqualität eine Rolle. Dabei sind die Kompetenzvorstellungen der eigenen Profession bzw. der Professionalität, in die man hineinwächst, von Bedeutung. [...] Die dritte Welt ist die Welt des privaten Lebens. Hierzu gehört die familiäre, gesellschaftliche und regionale Herkunft, die bisherigen Lebenserfahrungen und der private Lebensstil, der sich daraus entwickelt hat, die Verbundenheiten mit Familie, Freunden und Bekannten. Hier spielen Vorstellungen von der privaten Zukunft und ihrer Gestaltung bis hin zum eigenen Tod eine Rolle« (Schmid, 1990/2002, S. 2 f.).

39 Schmid (1990/2002). Der starke Einfluss der Transaktionsanalyse, insbesondere der Lehren von Eric Berne, sind bei der eigenen Auseinandersetzung mit dem Modell zu berücksichtigen.

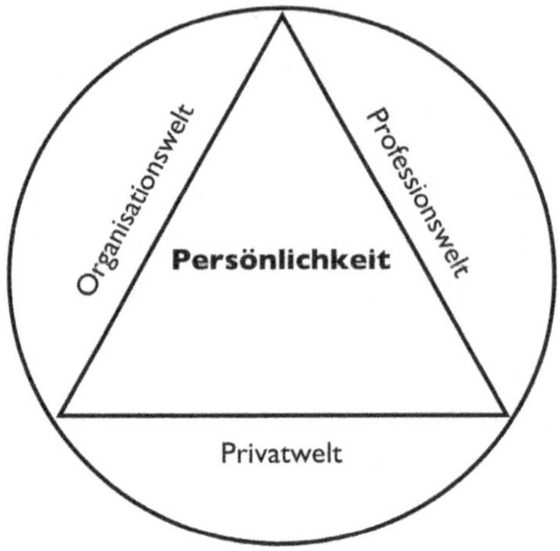

Abbildung 13: Das Drei-Welten-Modell der Persönlichkeit von Bernd Schmid (1990/2002)

Ich verwende das Modell meist in diesen Auftragsumgebungen:

1. Persönlichkeitsentwicklung/persönliche Anliegen
2. Karriereberatung
3. Führungskräfteausbildung
4. Teamentwicklung
5. Konfliktklärung zwischen Menschen im beruflichen Kontext

Meine Erfahrung ist, dass Menschen sich sehr schnell auf das Modell einlassen können und zügig Stimmigkeiten oder auch Konflikte bzw. Konfliktquellen identifizieren können – beispielsweise im zwischenmenschlichen Bezug die Synergien oder Spannungen zwischen den Ideen über eine oder mehrere der Welten (»Wir arbeiten hier doch nach diesen Regeln: …«/»Einen Arzt macht doch aus, dass …«/»Die Grundlage für beruflichen Erfolg ist, dass die privaten Werte mit denen des Unternehmens übereinstimmen!«) oder in der Auseinandersetzung mit sich selbst die Synergien oder Spannungen zwischen den in den drei Welten gelebten Rollen, bzw. den eigenen Vorstellungen und Anforderungen davon.

Beispiel

Seit vielen Jahren arbeite ich mit einem jeweils frisch zusammengestellten Team aus drei Wissenschaftlern zusammen, die für ein Jahr eine Forschungsstation auf Spitzbergen betreiben werden. Die beruflichen Rollen sind zwar eindeutig geklärt (Stationsleitung, Observatoriums-Ingenieur und Logistik-

Ingenieur), doch die Tücken liegen im Detail: Das Team setzt sich aus Frauen und Männern zusammen, die aus Deutschland und Frankreich (und dort aus verschiedenen, nationalen Instituten) kommen, ganz unterschiedliche berufliche Vorerfahrungen haben und ganz unterschiedliche private Hintergründe. Auch die Motive, für ein Jahr im hohen Norden zu leben, sind ganz unterschiedlicher Natur. Und selbstverständlich gibt es jedes Jahr erneut, trotz deutlich formulierter Stellenbeschreibungen, ernsthafte Diskussionen über die Art und Weise der Rollenausübung und Zusammenarbeit. Die Arbeitssprache ist Englisch, die Muttersprachen und kulturellen Hintergründe sind Deutsch und Französisch.

Das Drei-Welten-Modell eignet sich sehr gut zur Ermittlung des Status Quo. Ich gebe jedem Teammitglied ein A3-Blatt Papier, in dessen Mitte sich das Modell befindet. Ich bitte die Ingenieurinnen, ihre Gedanken, Fragen, Überzeugungen an die entsprechenden Bereiche zu schreiben. Sobald sie fertig sind, lasse ich sie die Blätter im Kreis tauschen, bis jede und jeder alle drei Blätter studiert hat. Hieraus ergibt sich immer eine fruchtbare Diskussion. In einem weiteren Schritt tragen die Teammitglieder ihr Wissen und ihre Vermutungen über die Anforderungen der beiden Institute und der Gruppe der Forscher an das Stationsteam in drei weitere Blätter ein.

Was sich jedes Mal besonders gut hören und sehen lässt

- Die Konstruktion von Wirklichkeit auf der Skala zwischen Vermuten und Wissen, die die Arbeitswirklichkeit vor Ort betrifft.
- Sprachhandlungen in den Funktionen Status- und Hierarchie-Arbeit, (inhaltlichen) Führungsanspruch geltend machen oder verteidigen.
- Sprecherwechsel: Wer unterbricht wann wen?
- Diskussionsverhalten: Grundlage der Argumente (Fakten, Erfahrungen, Rollenverständnis, Überzeugungen, Werte, Gefühle) und »Ja-aber«-Quote, bzw. Grad der Responsivität.
- Körperausdruck bzw. nonverbales Handeln, hier besonders Beanspruchen von Raum, Zusammenarbeit und Konkurrenzverhalten in einer vorbereitenden Übung (gemeinsamer Bau einer Cuboro-Murmelbahn, Beispiele siehe https://cuboro.ch/).

- Wie stark spricht Sie das Modell auf einer Skala von 0–10 an? Wie gut entspricht seine Anwendung Ihrer Denkweise? Wie passt das zu Ihren Handlungspräferenzen?
- Wie gut lässt sich das Modell in die Settings integrieren (oder ist bereits deren Bestandteil), in denen Sie häufig arbeiten? Welche Erfahrungen haben Sie bereits mit dieser oder einer ähnlichen Methode gemacht?
- Zu welchen Ergebnissen gelangen Sie, wenn Sie diese Fragen an das Modell anlegen: Welche Bestandteile der drei Welten haben sich bislang stärkend und prägend auf meine berufliche Persönlichkeit ausgewirkt? Welche Spannungen oder Konflikte zwischen Bestandteilen der drei Welten empfinde ich aktuell hinderlich, und was ließe sich tun, um diese Spannungen auszuräumen oder als Ressource zu nutzen? Vielleicht denken Sie sich auch eigene Fragen aus!
- Bei welchen die Privatwelt betreffenden Schilderungen Ihrer Klientinnen werden Sie besonders aufmerksam?

4.1.3 Arbeit mit dem Familienbrett

Das sogenannte Familienbrett entstand von 1978 bis 1983 in einer Gruppe von Familientherapeuten der Abteilung für Kinder- und Jugendpsychiatrie des Universitätskrankenhauses Hamburg-Eppendorf unter der Leitung von Kurt Ludewig und Ulrich Wilken. Ursprünglich als Mittel für die Abbildung der Verläufe und Ergebnisse von Familientherapien gedacht, zeigte sich, dass es auch als Kommunikationsmittel über Therapieverläufe und als Mittel in Therapien eingesetzt werden kann.[40] Das »originale« Familienbrett ist quadratisch mit einer in einem etwa dreifingerbreiten Abstand vom Rand eingefrästen Linie, die es ermöglicht, Figuren aus dem direkten Kontext herauszunehmen, ohne sie ganz vom Brett und somit aus dem System zu entfernen. Gearbeitet wird mit 5 × 4 Holz-Figuren in zwei Größen und zwei Formen (eckig und rund) sowie drei unterschiedlich farbig lackierten, eckigen Figuren für »Meta-Spieler«. Alle Figuren haben ein stilisiertes Gesicht aus punktförmigen Augen und einer dreieckigen Nase. Mittlerweile gibt es viele ähnliche Kommunikations-

40 Umfängliche Erläuterungen im Vorwort in Ludewig und Wilken (2000a, S. 7–8), Ludewig (2000, S. 13–36), und Ludewig und Wilken (2000b, S. 163–168), Hinweise zur Anwendung. Leider wird das Set so nicht mehr hergestellt. Ein knackiger Überblick samt Abgrenzung zu Skulptur- und Aufstellungsarbeit bei Caby und Caby (2023).

mittel, das Angebot reicht von Holzklötzchensets über Holzfiguren bis hin zu speziell entwickelten Playmobil-Figuren, auch der Begriff Familienbrett wird von mehreren Anbietern verwendet. Ich verwende das ursprüngliche Brett am liebsten, weil erstens die Figuren auf das Wesentliche reduziert sind, zweitens die Wahl der Repräsentation welcher Figur für welchen menschlichen Spieler an sich bereits sehr aufschlussreich sein kann, es drittens den abgetrennten Randbereich gibt, und viertens das Brett zugleich der Deckel des Kastens ist, der die Figuren aufnimmt, sodass die Klientinnen nach getaner Arbeit den sprichwörtlichen Deckel auf die Angelegenheit legen können.

Die Anleitung zur Verwendung ist recht einfach, ich orientiere mich dabei an der Formulierung von Ludewig und Wilken (2000b), indem ich etwas sage wie: »Wählen Sie bitte für jedes Mitglied Ihres Teams/Ihrer Familie/des betrachteten Systems eine Figur und stellen Sie sie so auf, wie sie zueinander stehen.« Meine Erfahrung ist, dass eine zunächst kurze Anleitung dem Klienten hilft, sich selbst zu überlegen, was er tun möchte, und dass bereits die Fragen zur »richtigen« Verwendung ein wertvolles Gespräch auslösen können (also etwa »Darf ich jede Figur nehmen?« oder »Wie jetzt: Nur auf dem Brett?! Das ist doch recht eng dort!« oder »Wieso haben die keine Münder? Ich hätte gerne eine Figur, die schreit. Darf ich was draufmalen?«). Der wesentliche Wert der Arbeit mit dem Familienbrett ist meines Erachtens, dass Klientinnen leichter etwas »aus sich herausholen« können, wenn sie es außerhalb von sich selbst stellen und anfassen können, und auf diese Weise mit etwas Distanz über komplexe, unübersichtliche, herausfordernde oder auch belastende Sachverhalte sprechen können. Probleme und Lösungen werden im wahrsten Sinne des Wortes begreifbar.

Beispiele

Ich kann mich noch gut an einen Workshop zur Lösung eines Konflikts zwischen einer Abteilungsleiterin eines Industrieunternehmens und ihren Mitarbeiterinnen erinnern. Die Führungskraft hatte bereits im Vorfeld und dann auch während des Workshops erhebliche Schwierigkeiten, zu verstehen, welche Qualität die Kritik ihrer Mitarbeiterinnen an der Zusammenarbeit hatte. Ich ließ also alle Beteiligten nacheinander das Verhältnis zueinander abbilden, wobei ich das Team die Reihenfolge bestimmen ließ, oder präziser formuliert: bestimmen lassen wollte. Die Chefin griff beherzt zu, ohne sich abzustimmen, und stellte ihre Sicht auf das Verhältnis dar: alle Figuren eng beieinander, mit ihr als zentraler Figur in einem Kreis aus Mitarbeiterinnen. Die Mitarbeiterinnen hingegen stellten anschließend jede für sich Bilder auf, die einander sehr ähnelten: Die Mitarbeiterinnen standen in einer oder zwei Gruppen zusammen, die Führungskraft hingegen weit entfernt, teilweise mit abgewandtem Gesicht, oder sogar im Außenbereich. Dieser starke Kontrast war für alle Beteiligten nun klar und deutlich auf dem Tisch und bildete sehr gut ab, wie weit Vorgesetzte und Mitarbeiterinnen allein in der Wahrnehmung ihrer Beziehung auseinander standen. Trotz der für alle Beteiligten emotional aufwühlenden Verbildlichung hatte der Einsatz des Familienbretts geschafft, was zuvor viele Worte nicht bewerkstelligen konnten: Klarheit zu schaffen und die eigentlichen Probleme zur Sprache zu bringen. Im Verlauf des Workshops konnten meine Klientinnen dann einen Weg für sich erarbeiten, der es ihnen in den darauffolgenden Monaten ermöglichte, die Beziehung zueinander zu verbessern und ihre Konflikte konstruktiv zu lösen.

Ich verwende das Brett aber auch gerne zum Aufstellen des »Inneren Teams« bzw. der inneren Landschaft meiner Klienten. Ich schildere Ihnen hier den Fall eines Klienten an einem beruflichen Scheideweg, dem zuvor ein Scheitern noch während der Probezeit in einem neuen Unternehmen vorangegangen war. Er hatte in den Beratungsgesprächen immer wieder geäußert, dass er nicht verstehe, wie in jedem neuen Arbeitsverhältnis fast musterhaft sein Engagement, sein Ehrgeiz und sein Vertrauen in seine Fach- und Methodenkompetenz von seinen Selbstzweifeln und seiner recht ungewöhnlichen Art, sich selbst zu organisieren und Prioritäten zu setzen, »torpediert« werden konnten. Ich bot ihm an, mithilfe des Familienbretts einen besseren Überblick zu erhalten. Er platzierte also nach und nach alle inneren Mitspieler auf dem Brett, wobei er für manche Mitspieler auch zusätzliche Gegenstände verwendete. Als er fertig war, waren zu den oben genannten inneren Spielern weitere hinzugekommen: Es gab eine ganze Gruppe von Symbolen für wiederholtes Scheitern, es gab Vertreter für Glaubenssätze und auch seine Eltern, seine Frau sowie deren Eltern waren mit von der Partie.

Was sich im zweiten Beispiel besonders gut hören ließ

- Grad der Emotionalität: Über die Rolle und den Einfluss seiner Frau und seiner Eltern als Protagonisten sprach der Klient sachlich und zugleich freundlich, über Rolle und (indirekten) Einfluss der Antagonisten, Scheitern, Zweifel, Selbstorganisation und Schwiegereltern sprach er teilweise erregt und in der Wortwahl negativ.
- Verben: Das »Handeln« der Protagonisten beschrieb der Klient eher mit Zustandsverben (z. B. »Sie steht hinter mir.« statt »Sie stärkt mir den Rücken.« oder »Der Ehrgeiz ist schon immer da.« statt »Der Ehrgeiz hilft mir/treibt mich an.«), das »Handeln« der Antagonisten eher mit Handlungsverben (wie »drückt mich zur Seite«, »stellt sich quer«, »blockiert den Weg«, »versaut mir den Tag«).

- Adjektivattribute/Abverbien setzte der Klient stärker ein, um die Rolle der Antagonisten zu vergrößern, mächtiger zu gestalten, bedrohlicher zu malen.
- Satzkonstruktion: Deutlich auffällig war, dass Verantwortung für Misserfolge eher den Antagonisten zugeschrieben wurde, Verantwortung für Erfolg aber eher sich selbst (»Das habe ich dann einfach mal gewagt.« oder »Da boxe ich mich durch.«).
- Sprachfluss: Erklärungen und Rechtfertigungen führten wiederholt zu Selbstunterbrechungen oder komplexen Satzstrukturen, Pausen im Redefluss traten vorwiegend auf, wenn der Klient im Reflexionsprozess einer Symbolfigur stärkere, negative Bedeutung beimaß.

ZUR ERKUNDUNG

- Wie stark spricht Sie die Methode an auf einer Skala von 0–10? Wie gut entspricht sie Ihrer Denkweise? Wie passt sie zu Ihren Handlungspräferenzen?
- Wie gut lässt sich die Methode in die Settings integrieren (oder ist bereits deren Bestandteil), in denen Sie häufig arbeiten? Welche Erfahrungen haben Sie bereits mit dieser oder einer ähnlichen Methode gemacht?
- Vielleicht haben Sie Interesse, ein eigenes Thema für sich selbst abzubilden? Falls Sie keine dafür gedachten Figuren haben sollten, nehmen Sie einfach etwas, was Ihnen zur Hand kommt. Achten Sie beim Selbstversuch bitte auf diese Aspekte: Welche Frage genau stellen Sie sich in welcher Wortwahl? Wie beeinflusst sie Ihr weiteres Handeln? Welche Auffälligkeiten bemerken Sie im Zwiegespräch mit sich selbst (sinnvollerweise sprechen Sie Fragen und Antworten aus)?

4.1.4 Systemische Fragen aus linguistischer Sicht

Ich hatte ja angekündigt, außerhalb der Flussmitte zu fahren und komme Ihnen jetzt mit systemischen Fragen. Das wirkt natürlich etwas putzig, ich gebe es zu. Aber als Freund des Sowohl-als-auch werde ich im Folgenden mit Ihnen zwar über einige Formen systemischer Fragen sprechen, aber aus linguistischer Sicht.

In jeder Phase einer Beratung, von der Schilderung des Anliegens und der Auftragsklärung über die erörternden Gespräche zur Lösungsfindung bis zum Abschied aus dem Beratungsverhältnis, sind fünf Faktoren von besonderem

Interesse, wenn wir mit linguistisch gespitzten Ohren verstehen wollen, wie wir behilflich sein könnten:

1. das Anliegen und gegebenenfalls das Ziel der Klientin
2. die Wirklichkeit des Klienten
3. die Hindernisse auf dem Weg zur Lösung
4. die Möglichkeiten
5. die Ressourcen

Diese fünf Faktoren erkunden und diskutieren wir mit unseren Klientinnen auf der Suche nach einer Lösung. Als in Sprache existierenden Menschen steht uns für diesen Austausch nur die Sprache zur Verfügung, und hierin rein syntaktisch – oder technisch, wenn Sie so wollen – Sprachhandlungen aus den Kategorien »Feststellen« und »Fragen« (Sie erinnern sich an unsere Auseinandersetzung mit den Sprachhandlungen in Kapitel 3.2.3). Linguistisch gesehen kann es im Beratungsdialog keine grundsätzlich gültige Empfehlung für eine der beiden Kategorien geben, zumal ja nicht nur der Satzbau eine Frage zu einer Frage macht, sondern auch die Stimmführung. Vergleichen Sie:

> »Könnten Sie mir etwas genauer erklären, wie Sie zu dieser Einschätzung gelangt sind?« (syntaktisch Frage und intonatorisch Frage)
> »Das ist eine Einschätzung, die ich noch nicht ganz verstehe?« (syntaktisch Feststellung, aber intonatorisch Frage)
> »Das ist eine Einschätzung, die ich noch nicht ganz verstehe.« (syntaktisch und intonatorisch Feststellung, aber mit starkem Aufforderungscharakter, insbesondere wenn mimisch-gestisch entsprechend begleitet, in Verbindung mit dem Ausbleiben einer anschließenden Frage)

Und dann ist da noch der Kontext. Und der Gesprächsverlauf. Und die Einordnung durch den Hörer an i_3.

Auch kann eine Aussage/Feststellung eine stärker aktivierende Eigenschaft besitzen als eine Frage an gleicher Stelle im Gesprächsverlauf. Vergleichen Sie:

> Klient (abschließend nach längerer Sachverhaltsdarstellung): »Sie sehen. Ich habe schon alles versucht, aber ich komme nicht voran.«
> Beratende: »Mmm. Vielleicht gibt es eine verborgene Einflussgröße, eine Art Fußangel des Misserfolgs, die sich bislang erfolgreich vor Ihnen versteckt?« oder »Ja. Es wirkt, als hätten Sie nichts unversucht gelassen. Respekt. Und trotzdem kein Erfolg. Also ich hätte vielleicht schon aufgegeben.«

Warum also werden Sprachhandlungen, die von den Gesprächspartnern als Fragen verstanden werden, im beraterischen und therapeutischen Gespräch als so bedeutend eingeschätzt? Ich denke, eine Erklärung könnte in diesen Gedanken zu finden sein:

- Fragen ermöglichen der Klientin das Antworten. Wir selbst brauchen nichts zu wissen, nichts zu empfehlen, wir brauchen keine Hypothesen und auch keinen Plan. Die Antwort der Klientin dient uns als Anknüpfungspunkt für den weiteren Austausch.
- Wir gelangen auf dem direkten Weg in die Innenwelt unseres Gegenübers. Und je mehr Raum für eine Antwort wir in der Formulierung der Frage lassen, desto ausführlicher, individueller, freier, überraschender können die Antworten ausfallen.
- Sofern unsere Fragen von echtem, partnerschaftlichen Interesse geleitet sind, können wir hierdurch auf einfache Weise Respekt für das Anliegen und den Menschen zeigen, was wiederum der Beziehung zwischen Beratendem und Klientin zuträglich ist.
- Die sogenannten offenen oder W-Fragen ermöglichen uns, ganz gezielt in Bereiche hineinzugehen, die uns interessieren, und sie geben dem Klienten die Gelegenheit, in einer unvorstellbaren Bandbreite zu antworten – von »Ich weiß es nicht« bis hin zu einer einstündigen Ausführung.
- Die sogenannten Entscheidungs- oder Ja-Nein-Fragen ermöglichen uns, die Klientin zu einer Festlegung, zu einer Positionierung einzuladen – wobei ich selbst immer besonders erfreut bin, wenn sie antwortet mit »Na, so einfach lässt sich das nicht sagen«. Da lässt sich so schön anknüpfen …
- Die sogenannten Alternativ- oder Entweder-oder-Fragen verbinden zwei Entscheidungsfragen unter der Bedingung, dass eine mit »Ja« und die andere mit »Nein« zu beantworten ist, was eine Wahl unterstellt. Beide Formen helfen uns, Orientierung und Struktur ins Gespräch zu bringen.
- Und ex negativo: Unsere Feststellungen, Behauptungen, Einladungen, Anregungen oder Ideen sind immer abhängig von unseren Ideen über die Wirklichkeit der Klientin oder/und unserer eigenen Wirklichkeit. Auch ist in der feststellenden, kommentierenden, behauptenden, postulierenden oder instruierenden Sprachhandlung eine Asymmetrie in der Beziehung angelegt, die wir aus den Komplementärpaaren Experte – Laie oder Lehrer – Schüler kennen, und die nicht selten auf Klientenseite wenig willkommen ist.

Fragen ermöglichen also einen Austausch, der den Klientinnen mehr Initiative und mehr Freiheit ermöglicht und uns davon befreien kann, in Form von Interpretationen und Hypothesen in Vorleistung gehen zu müssen. Systemische Fragen nun sind nicht etwa Spezialformulierungen, die zu ersinnen eine bestimmte Form von Spezialwissen verlangen würde, sondern das Besondere an systemischen Fragen ist, dass sie das System des Klienten stärker einbeziehen, und zwar in erster Linie aufgrund der in Kapitel 1 beschriebenen Haltung der Beratenden. Vielleicht nicht zuletzt deshalb gibt es eine große Auswahl an Beiträgen, die sich mit systemischer Fragetechnik befassen (z. B. Kindl-Beilfuß, 2025; Levold u. Wirsching, 2023; Simon u. Rech-Simon, 2023; Patrzek, 2021; Klein u. Kannicht, 2020; Tomm, 2018; von Schlippe u. Schweitzer, 2016).

Konstruktive Fragen

Konstruktive Fragen haben diese Bezeichnung nicht unbedingt erhalten, weil sie konstruktiv im allgemeinsprachlichen Sinne sind, sondern weil ihre Formulierungen sowohl erleichtern, Ideenkonstrukte freizulegen bzw. sichtbarer zu machen, als auch neue Konstrukte zu erschaffen. Im Folgenden gebe ich Ihnen einige Beispiele.[41]

Konstruktion von Wirklichkeit

Da viele Menschen mit sich selbst nicht vorankommen, weil sie bestimmte Ideen über vergangene, aktuelle oder zukünftige Wirklichkeiten haben (siehe auch Kapitel 4.1.5 Glaubenssätze), die sie daran hindern, Lösungen zu finden, können Fragen in Richtung »Wirklichkeit« sehr hilfreich sein.
- Wie stellt sich der Sachverhalt dar? Gibt es verschiedene Ansichten dazu? Wer vertritt diese?
- Wieso löst sich das Problem nicht von alleine, wer/was verhindert eine Lösung?
- Wie kommen Sie auf die Idee, dass Ihre Sichtweise berechtigt ist?

▶ <u>Worauf sich besonders zu achten lohnt</u>
- Wo platziert die Klientin die Verantwortung für ihre Probleme, ihr Scheitern? Wo platziert sie die Verantwortung für Erfolge? Mit welchen sprachlichen Mitteln tut sie dies?
- Wann greift der Klient zu Passiv/Passivkonstruktionen, wann verwendet er Verben im Aktiv (und wer ist in diesen Fällen die handelnde Person/Entität)?
- In welchen Fällen greift die Klientin zu verabsolutierenden Abverbien wie

41 Einen schönen Schatz an Fragen für unterschiedliche Kontexte und Zielrichtungen finden Sie auch bei von Schlippe und Schweitzer (2016, S. 257–270).

»immer« oder »nie«, in welchen Fällen zu relativierenden Adverbien wie »manchmal« oder »gelegentlich«?
- Welche Art von Attributen in Wort- und Satzform verwendet der Klient für welche Arten seiner Wirklichkeit?

Konstruktion von Möglichkeit

Möglichkeiten sind nichts weiter als parallel denkbare Wirklichkeiten in der Zukunft. Diese denkbaren Möglichkeiten miteinander durchzugehen, kann für unsere Klienten sehr hilfreich sein. Insbesondere das Betrachten des Undenkbaren auf der rationalen, emotionalen und handlungspraktischen Ebene öffnet oft ganz neue Ansichten und Aussichten.
- Wie könnten Sie Ihren Überzeugungen treu bleiben und zugleich einen neuen Weg zum Ziel finden?
- Was möchten Sie in der Zukunft von dem behalten, was in der Vergangenheit gut war und gegenwärtig gut ist?
- Könnte es sein, dass die Lösung des Falls Probleme an anderer Stelle schafft, oder dass dies befürchtet wird?
- Was müssten Sie tun, damit alles noch schlimmer wird?

▶ Worauf sich besonders zu achten lohnt
- Welche (abschwächenden/einschränkenden) Modalwörter werden eingesetzt?
- Welche Rolle spielt der Konjunktiv?
- Kommen Passivkonstruktionen zum Einsatz?

Natürlich dürfen in keinem Buch zur systemischen Gesprächsführung die Wunderfrage und die Zukunftsfrage fehlen, sie sind einfach zu schön!
- Wenn über Nacht ein Wunder geschieht und am Morgen eine Lösung da ist: Woran werden Sie das merken?
- Wenn Sie in eine Kristallkugel schauen könnten: Was würden Sie dort als schöne Zukunft sehen?

▶ Worauf sich besonders zu achten lohnt
- Welchen Körperausdruck können Sie vor und während der Beantwortung der Frage beobachten? (siehe Kapitel 3.2.3)
- Wie genau formuliert die Klientin ihren ersten Kommentar oder ihre erste Nachfrage auf Ihre Wunder- oder Zukunftsfrage? An welchen sprachlichen Bestandteil ließe sich interpretations- und hypothesenfrei anknüpfen?

- Welche sprachlichen Besonderheiten können Sie während der Konstruktion der Möglichkeiten wahrnehmen?

Ressourcen erkundende Fragen

Zu Möglichkeiten gehören fast ganz natürlich Ressourcen, mit deren Hilfe man sie leichter zu Wirklichkeiten werden lassen kann.
- Gibt es eine Handlungspräferenz, der Sie etwas weniger Raum geben könnten, um einem anderen Bereich Ihrer Persönlichkeit oder einer Fähigkeit mehr Raum zu geben?
- Wie haben Sie früher solche oder ähnliche Probleme gelöst? Was war damals hilfreich?
- Wie lösen Sie vergleichbare Probleme in anderen Kontexten und Situationen?

In Verbindung mit dem Blick auf die Ressourcen bietet sich häufig ein Blick auf Begabungen und Stärken an.
- Unabhängig von Ihrem jetzigen Problem, wo sind Sie stark?
- Was oder wer könnte Sie dabei unterstützen, Ihre Stärke noch besser einzusetzen?
- Welche Fähigkeiten erkennen andere in Ihnen, die Sie selbst nicht für wahr halten? (siehe hierzu im Folgenden *zirkuläre Fragen*)

Sehr geeignet finde ich bei der Anwendung der Ressourcenfragen die Berücksichtigung dieser vier Vergleichsmaßstäbe (Dickhäuser, 2009, S. 58 ff.):
1. Der soziale Vergleichsmaßstab – die eigene Leistung wird mit den Leistungen anderer Personen verglichen.
2. Der individuell-temporale Vergleichsmaßstab – die eigene Leistung zu einem bestimmten Zeitpunkt wird mit der eigenen, früheren Leistung in diesem Bereich verglichen.
3. Der kriteriale Vergleichsmaßstab – die eigene Leistung wird vor dem Hintergrund eines oder mehrerer Kriterien betrachtet.
4. Der individuell-dimensionale Vergleichsmaßstab – die eigene Leistung in einem bestimmten Bereich wird mit eigenen Leistungen aus einem anderen Bereich verglichen.

Es könnte sein, dass Sie mit Vergleichsmaßstäben eher seltener arbeiten. Sollte dem so sein, hier eine kleine Übung für Sie:
- Wie gut kann ich im Vergleich zu anderen zuhören? (sozialer Vergleich)
- Wie viel geringer oder stärker war diese Fähigkeit vor fünf Jahren ausgeprägt? Wie stark und in welchem Zeitraum möchte ich diese Fähigkeit verbessern? (individuell-temporaler Vergleich)
- Wie gut kann ich zuhören hinsichtlich der Kriterien Wiedergabefähigkeit, sachlich-fachliches Verständnis, Empathie, rationale Weiterverarbeitung, emotionale Weiterverarbeitung? (kriterialer Vergleich)
- Wie gut kann ich zuhören im Vergleich zu meiner Fähigkeit, mich präzise und wirksam auszudrücken? (individuell-dimensionaler Vergleich)

Wichtig zur Einordnung Ihrer Selbstwahrnehmung sind diese Fragen (die Sie natürlich auch Ihren Klienten stellen können):
- Anhand welcher Beobachtungen und Erlebnisse kommen Sie zu Ihrer Einschätzung?
- An welche Aspekte haben Sie dabei gedacht? Welche Aspekte haben Sie eventuell übersehen?
- Was würden andere Menschen, die Sie kennen, sagen? Kämen sie zu vergleichbaren Antworten?

▶ Worauf sich besonders zu achten lohnt
- Bei Fragen nach Ressourcen und Stärken das Augenmerk darauf richten, mit welchen sprachlichen Mitteln gegebenenfalls versichert wird, dass da nichts Geeignetes sei oder es nicht helfen werde.

Zirkuläre Fragen

Sogenannte zirkuläre Fragen erweitern die dyadische Perspektive Beratender »A« – Klient »B« um weitere Personen und ermöglichen so oft die Befreiung aus verfahrenen Denkansätzen. It's magic!
- Was denken Sie, wie Ihr unternehmungslustiger Aufbruch ins Neue auf Ihre Familie wirkt? (A fragt B zu Gedanken von C über B)
- Was ist Ihre Vorstellung davon, was der Standortleiter denken und vor allem fühlen wird, wenn seine Teamleiterin ihm mitteilt, dass sie sich in 10 Jahren auf seinem Platz sieht? (A fragt B über Gedanken von C über D)
- Wenn die Lösung gefunden ist, was ist dann anders? Wer merkt es als Erster?

Wer freut sich am meisten? (A lädt B ein zu überlegen, wer aus der Gruppe {C, D, E, ...} welche Gedanken und Gefühle haben wird)

▶ Worauf sich besonders zu achten lohnt

- Mit welcher Art von Sprachhandlung die Klientin auf die Einladung zum »Um-die-Ecke-Denken« reagiert und welche Adverbien sie eventuell dabei verwendet.
- Welchen Unterschied es macht, ob Sie in die Vergangenheit, die Gegenwart oder die Zukunft hineinfragen.

▶ Worauf sich bei allen Fragenformen zu achten lohnt

- Wie reagieren Ihre Klientinnen auf welche Art von Frage in welchen Kontexten? Denken Sie bitte besonders an wahrnehmbare oder geäußerte Gefühle, die Wahl des respondierenden zweiten Schritts des Gesprächsschrittpaares (siehe Kapitel 3.2.3) und die Prosodie (siehe Kapitel 3.2.2).

Und hier meine Fragen an Sie, die systemischen Fragen betreffend:

ZUR ERKUNDUNG

- Wie gut passen systemische Fragen auf einer Skala von 0–10 zu Ihrem Naturell? Wann passen sie gut zu Ihrer Denkweise? Wie passen sie in welchen Situationen zu Ihren Handlungspräferenzen?
- Fragen sind ein mächtiges kommunikatives Mittel. Wie stellen Sie sicher, dass Ihre Fragen der Persönlichkeit, den Bedürfnissen und dem Auftrag des Klienten gerecht werden?
- Falls Sie bereits mit dieser Art von Fragen arbeiten: Welches sind Ihre drei Lieblingsfragen? Was ist der Grund? Wie stellen Sie sicher, dass Sie sie nicht auch dann anwenden, wenn eine andere Frage oder eine ganz andere Intervention angemessener wäre?
- Falls Sie noch nicht (bewusst) mit dieser Art von Fragen arbeiten: Welche fünf der vorgestellten Fragen würden Sie am liebsten sofort im nächsten Beratungsgespräch ausprobieren?

4.1.5 Glaubenssätze

»Grundhafte Glaubenssätze sind saftige Blumenwiesen für das äsende Ohr.« Dieses blumige Metaphernvehikel habe ich in Anführungszeichen gesetzt, weil es, seiner Blumigkeit allerdings ein wenig entledigt, einer meiner Glaubenssätze ist, für Sie hingegen vielleicht nur eine leicht kitschige Behauptung. Aber abgesehen davon: Was macht eine Feststellung, eine Sachverhaltsdarstellung, eine Behauptung zu einem Glaubenssatz? Ein Mensch muss, fast mehr als rational von ihm überzeugt zu sein, emotional an ihn glauben. Er muss ihn verinnerlicht haben – oft in einem Maße, dass er eher aus dem Unter- oder Unbewussten wirkt als aus dem deutlichen Gedankengang, bzw. muss er einen unangreifbar wirkenden Wirklichkeitsstatus besitzen, der wie ein Leuchtturm Orientierung gibt, wie ein Lichtschwert den Weg freiräumt oder in Form eines »Leidsatzes« Glück, Erfolg, Lösungen, Leichtigkeit passiv oder aktiv verhindert. Manche Glaubenssätze haben Sprichwortcharakter. Häufig haben Menschen ihre Glaubenssätze schon aus Kinder- oder Jugendtagen im Gepäck und oft haben sie nicht selbst ins Regal gegriffen, sondern Mitglieder der Familie, Bezugspersonen, eindrückliche Lektüre oder »das Leben« haben sie ihnen in die Reisetasche gesteckt, wo sie nun herumrumpeln wie Pflastersteine aus der Kaiserzeit, oder aber auch das Tragen der schweren Tasche auf wundersame Weise ganz leicht scheinen lassen.

Meine Klientinnen frage ich gerne sowohl nach ihren stärkenden als auch nach ihren hinderlichen Glaubenssätzen, weil ich hierüber sehr gut an die inneren Schichten ihrer Wirklichkeit gelangen kann. Positive Sätze schaue ich mir mit meinen Klienten sehr genau an, behandele sie wie Edelsteine, Schmuckstücke, Orden, Wappen. Ich beglückwünsche meine Klienten für diese Sätze und frage sie gerne, wie sie diese Schätze sicher aufbewahren. Wenn mir belastende Sätze angeboten werden, frage ich, je nach Kontext und Auftrag, auf diese Weise nach:

- Welchen positiven, hilfreichen Sinn hatte dieser für Sie jetzt belastende oder hemmende Satz zu einem früheren Zeitpunkt einmal für Sie oder für den Satz-Spender?
- Brauchen Sie den Satz noch?
- Was macht den Satz für Sie aktuell wertvoll? Wovor beschützt er Sie möglicherweise, auch wenn Sie ihn nicht leiden können?
- Was müsste anders sein, damit Sie sich von diesem Satz trennen? Gibt es eventuell einen Fluss oder Bach in Ihrer Nähe, in den Sie ihn werfen könnten und beim Davontreiben beobachten könnten?
- Wie ließe sich der Satz so umformulieren, dass er besser zu Ihrer jetzigen

Lebenswirklichkeit und vor allem zu Ihren Wünschen und Zielen passen würde?

Hier gehe ich gerne auf die linguistische Ebene und biete ein wenig Satzanalyse an. Dieses Angebot hat meist mehrere sehr förderliche Folgen:

- Externalisierung »light«: Wir sprechen als distanzierte Experten über eine Satzkonstruktion und seine Bedeutung; der Satz ist in diesem Moment nicht Bestandteil der Klientin, sondern Forschungsobjekt.
- Wir können nach den Prinzipien der Bedingungsvariation (siehe Kapitel 4.1.1) kreativ und auch mit Humor am dem Satz herumspielen. Der Klient gewinnt zusätzlich so auch die Macht über den Satz zurück.
- Die Klientin kann erkennen, dass sie entscheidet, was sie mit dem Satz macht. Sie erkennt, dass sie ihn selbst in sich am Leben erhält, oft mit erheblichem Aufwand. Gelegentlich hilft die Analogie des sogenannten Ohrwurms, der einen plagen kann. Er kommt nicht aus einem Lautsprecher oder Kopfhörer, sondern wir hören ihn im Kopf, wir singen ihn uns vor. Das muss man schon wollen. Und so zum vierten Punkt:
- Der Klient erkennt, dass er den Glaubenssatz am Leben erhält. Das löst meist Erstaunen, manchmal auch Ärger aus. In diesem Kontext kommen wir oft darauf zu sprechen, dass Leidsätze auch wertvoll sein können, oder dass der Abschied von ihnen bedrohlicher empfunden werden kann als das Leid an sich.[42]

Beispielsätze aus Gesprächen mit Klienten

»Bei mir geht's in der Regel schief.«
»Ich bin immer gut drauf.«
»Man wird irgendwie so durchgereicht, n'est-ce pas?«
»Meine Eltern haben mir ihre Strenge und Disziplin erst vererbt und dann zur Sicherheit noch eingebläut.«
»Mir fällt das so zu, ich muss mich selten anstrengen.«
»Das Leben bietet einem immer mehrere Türen an, durch die man gehen kann.«

42 Wilken (2000, S. 10 f.) formuliert das so: »Bevorzugen von Sicherheit, auch wenn sie leidvoll ist: Das Elend, was ich kenne, ist mir lieber als die ungewisse, glückliche Zukunft. Auch leidvolle Selbstbeschreibungen, z. B. die Opferrolle, schaffen eine Form von Identität und Sicherheit. Der Wunsch nach Veränderung geht einher mit der Angst vor Veränderung. Dadurch bleibt alles, wie es ist.«

Worauf ich besonders achte

- Satzkonstruktion: Wer ist Subjekt? Wer ist Objekt?
- Grad der Agency: In welchem Maße schreibt sich die Klientin eigene Handlungsfähigkeit zu, bzw. in welchem Maße ist eigene Handlungsfähigkeit Voraussetzung für die Gültigkeit des Satzes?
- Zustandsverb/Handlungsverb sowie Aktiv/Passiv: Beschreibt der Satz einen Zustand, eine Art Gesetz sogar, oder einen Vorgang? Steht der Satz im Aktiv (»Ich lasse gerne anderen den Vortritt.«) oder im Passiv (»Ich wurde schon immer hintenangestellt.«)?
- Bildhaftigkeit/»Foto oder Film«: Ist der Satz eher abstrakter oder allgemeiner Natur (»Et hätt noch emmer joot jejange.«), sehen wir ein Bild (»Glaube, Liebe, Hoffnung: Das ist auf mein Herz geschrieben.«) oder sogar einen Kurzfilm (»Seit meiner Flucht aus dem Kindergarten renne ich der Freiheit hinterher wie einem Regenbogen.«)?

ZUR ERKUNDUNG

- Was glauben Sie über Glaubenssätze? Wie gut passen sie zu Ihrer Denkweise? Wie fühlt es sich an, wenn Sie mit Klienten darüber sprechen?
- Wie gut lässt sich die Arbeit mit Glaubenssätzen in die Settings integrieren, in denen Sie häufig arbeiten? Welche Erfahrungen haben Sie bereits während der Arbeit mit ihnen gemacht?
- Und zum Ausprobieren: Nehmen Sie (oder identifizieren Sie) einen Ihrer eigenen Glaubenssätze, der sie stärkt, bzw. der Ihnen sinnvolle Orientierung gibt. Prüfen Sie ihn mittels der von mir gegebenen Hinweise. Und ersinnen Sie, falls noch nicht geschehen, vielleicht auch Ihre eigenen Fragen zur Erkundung.

4.1.6 Das GHZH-Modell – die fünf Tore zur Freiheit

Viele Menschen wünschen sich, in bestimmten, wiederkehrenden Situationen erfolgreicher handeln zu können, als sie es tun – wie etwa im trauten Kreise der Familie, unter Bekannten oder Freunden, bei der allgemeinen Lebensführung oder im Beruf. Die meisten Menschen nehmen sich vor, aus Fehlern zu lernen, den Mut zusammenzunehmen oder was auch immer besser zu tun. Dennoch landen sie erstaunlicherweise häufig wieder bei den gleichen Ergebnissen wie zuvor. Wie das kommt, erklärt sich wie wir wissen, ganz einfach: Handeln folgt

Planen folgt Zielen folgt Haltung folgt Geschichte folgt Handeln. Für meine Klienten habe ich den Wirkungskreis in Abbildung 14 aufgezeichnet:

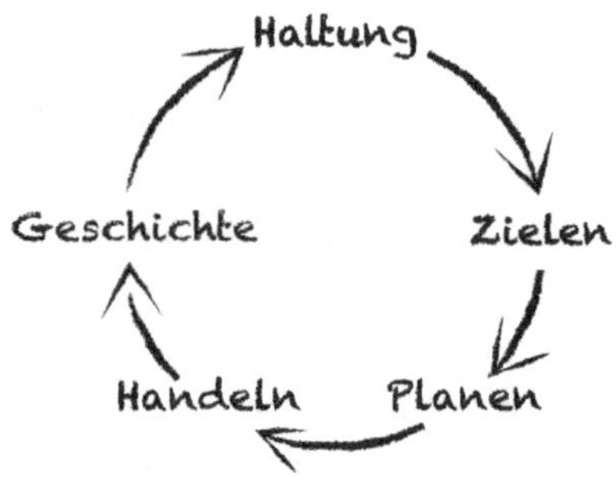

Abbildung 14: Das GHZH-Modell

Wir nutzen den Kreis sowohl bei der Auftragsklärung als auch bei der Problemklärung sowie bei der Lösungsfindung. Ich lasse die Klientin während der Sitzung ihre Gedanken zu Papier bringen, gebe aber immer auch einige Arbeitsblätter mit oder versende das Modell als PDF.

Entweder direkt in der Sitzung oder in einer der späteren Sitzungen eruieren wir, unter welchen Bedingungen die Möglichkeit bestünde, an einer der fünf Stationen auszusteigen und etwas Neues zu versuchen. Möglicherweise wegen der Kreisform höre ich oft Analogien wie »Karussell, von dem man nicht absteigen kann«, aber Klienten nannten ihr fortgesetzt unerwünschtes Verhalten auch schon »den bequemen Weg«, »die ausgefahrene Karrenspur, aus der man nicht rauskommt« oder auch »den unausweichlichen Lauf der Dinge«.

Ich lege dann gern das Bild aus Abbildung 15 auf den Tisch:

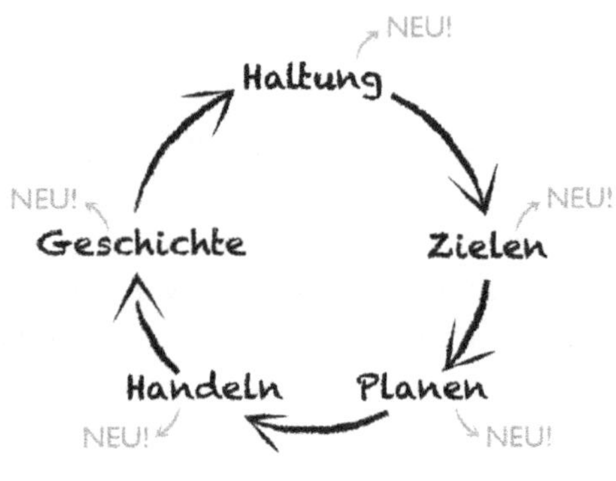

Abbildung 15: GHZH-Modell »Neu«

Im Gespräch schauen wir uns das mögliche Neue an. Die Auswege diskutiere ich gerne im Zusammenhang mit den Grundvoraussetzungen für Optimismus: Selbstbewusstsein, Kontrollüberzeugung und Selbstwirksamkeitserwartung.

Beispiel
Ich erinnere mich an einen Mitarbeiter in der Finanzabteilung eines größeren Unternehmens, zu dessen Aufgaben es gehörte, Projektkalkulationen und tatsächliche Projektkosten im Vorwege, während des Verlaufs und nach Abschluss zu prüfen, um die Geschäftszahlen aktuell zu halten und der Geschäftsleitung eine gute Übersicht zu ermöglichen. Dieser Aufgabe kam er seit Jahren nicht zufriedenstellend nach: Seine Auswertungen waren zwar immer perfekt, aber kamen immer zu spät. Seine Vorgesetzte wollte ihm nun die Chance geben, endlich die benötigten Fortschritte zu machen. Ich gebe zu, beim Stichwort »seit Jahren« hätte ich den Auftrag ablehnen sollen oder zumindest auf die Arbeit mit der Chefin oder nur mit ihr ausweiten bzw. abändern sollen, aber das war nicht erwünscht und der Mitarbeiter versicherte mir glaubwürdig, dass er alles tun wolle, um endlich dieses auch für ihn belastende Problem zu bewältigen. Nach einigen erfolglosen Sitzungen, die immer die Doppelbotschaft enthielten »Ich weiß, was zu tun ist, und jetzt weiß ich auch, wie ich es tun werde.« und »Es hat nicht geklappt aus den folgenden Gründen: …«, brachte ich das GHZH-Modell ins Spiel. Und dies kam dabei im ersten Schritt heraus:

- Haltung: Es kann nicht funktionieren, aber ich werde mich weiter anstrengen.
- Zielen: auf den inneren Schweinehund und die guten Methoden der Arbeitsorganisation.
- Planen: Übersichtspläne, To-do-Listen, zu führende Gespräche, Austausch mit der Chefin, Wochenarbeit einteilen.
- Handeln: Alles planvoller angehen, den Überblick verlieren, den Zeitplan reißen, aufgeben, scheitern.
- Geschichte: Lernen, dass es nicht klappt, weil zu viele Abhängigkeiten von unzuverlässigen Kollegen bestehen, die Chefin nicht ausreichend unterstützt (= sich kümmert, unterstützt, mahnt, droht) und weil man ein zu schwacher, inkompetenter Mensch ist, *und* dass das Firmensystem wunderbar damit klarkommt, wenn auch mit Zähneknirschen und Hektik.
- Haltung: Es kann nicht funktionieren, aber ich werde mich weiter anstrengen.

Das in der Haltung ausgedrückte Paradox habe ich vorerst beiseitegelegt, um besser zu verstehen, was in der Handlungsphase zum Scheitern führt. Und –

kurz gesagt – waren es vier mächtige Mitspieler, auf die mein Klient keinen ausreichenden Einfluss zu haben dachte: Seine Chefin, die ihn nicht führte, wie er es brauchte, seine gesundheitlich angeschlagene, in einer Krise befindliche Frau, sein mangelndes Selbstwertgefühl und seine Idee über die richtige Work-Life-Balance. Damit konnten wir arbeiten.

Was sich besonders gut hören ließ

- Prosodie: Sehr lange Pausen vor dem Reagieren auf Fragen, die neu für den Klienten waren.
- Körperausdruck: Ein sehr deutlicher Kontrast zwischen Vermeiden von Blickkontakt in angespannten Situationen und sehr direktem Blickkontakt beim Äußern von Überzeugungen und Forderungen.
- Sprachhandlungen: Erklären, Rechtfertigen, Ausweichen, Kritisieren, Vorwerfen, Fragen, Zustimmen, Ankündigen, Versprechen.
- Passivkonstruktionen (siehe Kapitel 3.1, Abschnitt »Verben«) wie »Das kann man nicht einfach machen«, »Man wird dann auch schon mal bedrängt« oder »Das ist mir schon mehrfach gesagt worden.«.

ZUR ERKUNDUNG

- Wie stark spricht Sie das Modell an auf einer Skala von 0–10? Wo etwa würden Sie es einordnen zwischen den Polen »simpel« und »pragmatisch«? Wie passt meine Anwendungsempfehlung zu Ihren Handlungspräferenzen?
- Wie gut lässt sich das Modell in die Settings integrieren, in denen Sie häufig arbeiten? Welche Erfahrungen haben Sie bereits mit einer ähnlichen Methode gemacht?
- Wenden Sie das Modell auf eine Fragestellung an, die Sie seit längerem ohne Ergebnis bewegt.

4.1.7 Eine Landkarte zeichnen und die Lupe nutzen

Was ich bei der Arbeit in der Regel die »Systemlupe« nenne, ist ein dem Familienbrett in der Hinsicht sehr verwandtes Kommunikationsmittel, was Klientinnen im Dialog selbst gestaltend Systeme, deren Mitglieder und deren Verbindungen miteinander abbilden lässt. Aber lassen Sie mich vielleicht erst erklären, wie die Methode funktioniert, bevor ich tiefer einsteige:

1. Ich gebe dem Klienten ein Blatt Papier (A3 oder A2), einen Stift mit breiter, schwarzer Mine sowie für eventuelle Hervorhebungen eine Auswahl farbiger Stifte oder Blockwachskreiden. Es eignet sich natürlich auch ein Whiteboard oder eine Flipchart (virtuelle Tools in Konferenzsystemen einzusetzen ist nur sinnvoll, wenn die Zeichenfunktion gut gelöst ist und der Klient geübt ist, damit umzugehen, bzw. wenn er einen Touchscreen oder ein Tablet vor sich hat).
2. Ich bitte den Klienten, die am Problem oder an der möglichen Lösung beteiligten menschlichen und nicht-menschlichen Mitspieler im Verhältnis zueinander abzubilden. Hierbei ist die präzise Auftragsformulierung von allergrößter Bedeutung, ich habe gute Erfahrungen damit, den Auftragssatz gemeinsam mit dem Klienten zu formulieren (also nicht anders als bei der Auftragsklärung an sich). Ich bitte den Klienten, während des Zeichnens zu erklären, was er tut und was welche Wörter, Symbole, Striche, Verbindungen bedeuten. Meine Anleitung formuliere ich meist in etwa so:
   - »Worum geht es? Wie stellt sich die Situation dar?«
   - »Treten Sie einen Schritt zurück von der konkreten Situation und identifizieren Sie die sozialen Systeme, in denen Sie Mitglieder verkörpern. Prüfen Sie, wie diese Mitgliedschaften Ihr Handeln in der aktuellen Situation beeinflussen.«
   - »Welche menschlichen Mitspieler können Sie entdecken? Wer ist aktiv beteiligt, wer ist betroffen? In welchem Verhältnis stehen diese Mitspieler zueinander? Wer unterstützt sich gegenseitig und würde für andere was tun? Welchen Einfluss nehmen sie? Identifizieren Sie nach Möglichkeit die sozialen Systeme, in denen Ihre Gesprächspartner Mitglieder verkörpern, und ergründen Sie, wie diese Mitgliedschaften deren Handeln beeinflussen.«
   - »Suchen Sie nach »Spielern zweiter Ordnung«, also Einflüssen durch nicht beteiligte natürliche Personen (»der Mann im Hintergrund«, »die Patriarchin«, »der ehemalige Bekannte/Kollege«, »die verstorbene Tante«), Organisationen, unbelebte Gegenstände (wie das Produkt, der Streitgegenstand, das Kommunikationsmedium) und Metaspieler (wie das Problem, der Prozess, die Geschichte, Ziel(e), Haltung(en), Lösung(en), Stimmung, Ethik, Kultur).«
   - »Prüfen Sie die Verbindungen innerhalb eines Systems und versuchen Sie, sich in die Beziehungen hineinzudenken. Bitten Sie auch die beteiligten Personen um eine Erklärung.«
   - »Ergründen Sie, welche Spieler erster Ordnung, also die am konkreten Gespräch beteiligten Menschen, welche Spieler zweiter Ordnung, und

welche Metaspieler in welcher Art und Weise Einfluss auf die weitere Entwicklung nehmen oder nehmen könnten.«

- »Überlegen Sie, wie sich die Situation verändern würde, wenn Sie bestimmte Spieler entfernen würden, Beziehungen oder Abhängigkeiten ändern könnten.«

Zur Unterstützung biete ich bedarfsweise diese Hilfestellungen an:

- »Achten Sie darauf, aus welcher Art von Gesprächen, in welchen Situationen, zu welchen Anlässen, in welchen Gesprächskonstellationen sich Ihr Eindruck nährt.«
- »Bedenken Sie Machtverhältnisse und Formen der Machtausübung bzw. auch sozialen und gegebenenfalls fachlichen und hierarchischen Status und die gegenseitigen Ideen darüber.«
- »Welche Konfliktarten spielen eine Rolle, sind Angst oder Furcht mit von der Partie?«

Das Prinzip der Methode ist recht einfach: Zuerst eine möglichst detaillierte (Land-)Karte anfertigen, deren Details man sich anschließend ganz aus der Nähe mit der Lupe ansehen kann. Anders als in der Arbeit mit Figuren, die hin- und hergerückt werden, bis sie »richtig« stehen, gilt in diesem Prozess natürlich: »Gemalt ist gemalt«. Dieser Nachteil bietet mehrere Vorteile:

- Im Laufe des Abbildungsprozesses vorgenommene Änderungen/Korrekturen sind zum Schluss sichtbar und müssen nicht zwischendurch (störend) fotografiert werden.
- Die Klientinnen reden handlungsbegleitend meist »frei von der Leber«.
- Die Klienten können weitestgehend frei entscheiden, wo die Grenzen sind, wo ein System aufhört, wie die Schnittstellen zu anderen Systemen aussehen. Wenn man mit Papier arbeitet und einen großen Tisch hat, ist immer genug Platz zum »Anbauen« da.
- Die in bestimmten Kontexten sinnvolle und beabsichtigte Begrenzung des verfügbaren Raums, der Anzahl der Figuren sowie die gestalterische Reduktion aufs Wesentliche ist hier nicht vorhanden, es kann aus dem Vollen geschöpft werden.

Beispiel

Ich habe lange überlegt, welches Beispiel ich Ihnen anbieten könnte, das zugleich übersichtlich und aussagekräftig ist. Ich habe mich für eine Skizze entschieden, die während einer Führungskräfteklausur entstand (Abbildung 16)[43]:

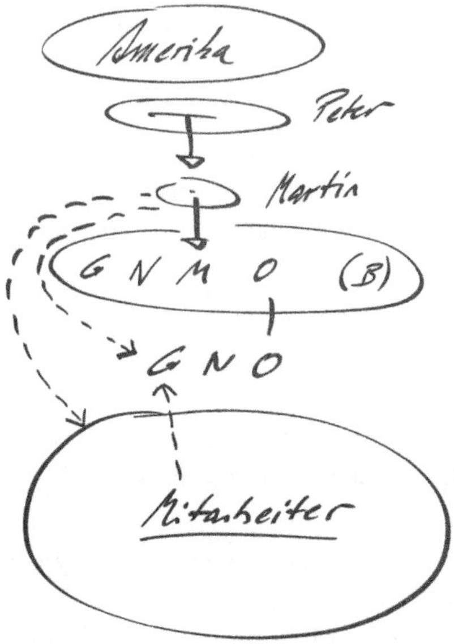

Abbildung 16: Beispiel für eine systemische Landkarte

Wir befinden uns in einer der deutschen Niederlassungen eines US-amerikanischen Unternehmens. Standortleiter ist Martin. Seine direkte Führungskraft ist Peter, der in den USA sitzt. Er ist Manager in der Zentrale. G., N., und O. sind seine Teamleiter, B. wird bald eine Teamleiterposition erhalten. Und warum sieht die Zeichnung genau so aus und nicht anders? So erklärten mir die Teamleiter den Sachverhalt (der Standortleiter hielt sich zurück):

- Peter ist nicht im Amerika-Kreis abgebildet, sondern hat seinen eigenen Kreis, weil die Teamleiter außer ihm niemanden aus dem Konzern kennen, der Konzern als solcher aber deutliche Vorgaben macht und stark auf das Deutschlandgeschäft einwirkt.
- Martin ist zweimal abgebildet, weil er einerseits als Standortleiter die Vorgaben, die Anfragen und vor allem den Druck von Peter weitergibt und

43 Von mir mit geänderten Namen nachgezeichnet; die gestrichelten Linien sind im Original blau.

deshalb nicht als Teil des Teams empfunden wird, und anderseits organisatorisch und handlungspraktisch zum Management-Team vor Ort gehört.
- B. war wegen seiner anstehenden Beförderung zum Workshop eingeladen und ist deshalb im Kreis des Management-Teams in Klammern zu sehen.
- Die fachliche Führung der Mitarbeiter nehmen die Teamleiter G., N. und O. wahr, weshalb auch sie ein weiteres Mal eingezeichnet sind.

Ich weiß nicht, was Sie gerade denken, aber ich war auch noch nach der Erklärung verwirrt. Wozu die Doppelungen? Warum die getrennten Bereiche? Das sah nicht besonders sinnvoll aus. Das fanden auch die Teamleiter, erklärten mir aber, dass das schon richtig gezeichnet sei und ihr Problem sehr gut abbilde:
- Manager Peter »regiert von oben hinein«, seine Motive und Ziele bleiben unverständlich, zumal er sich im Wesentlichen mit Standortleiter Martin austauscht, der nicht alle Informationen weitergeben kann und will.
- Martin zeigt im Gegensatz zum Bedürfnis der Teamleiter einen deutlichen Führungsanspruch, was sich unter anderem darin äußert, dass auch er ins Team »hineinregiert«.
- Im Management-Team wird zwar viel und auch produktiv miteinander gesprochen und entschieden, doch im Tagesgeschäft empfinden sich die drei Teamleiter oft allein, bzw. wollen auch alleingelassen werden (der Standortleiter kommentierte das als Silodenken).
- Die Mitarbeiter grenzen sich seit einigen Monaten von ihren Teamleitern ab.

In der weiteren Diskussion, jetzt auch unter Beteiligung des Standortleiters, wurde deutlich, welche wichtigen Fragen zu klären waren:
- Wie kann eine Führungskultur am Standort aussehen, die im Rahmen der sehr direktiven Kultur der Muttergesellschaft die Selbstverständnisse, Machtansprüche und Bedürfnisse aller Führungskräfte berücksichtigt?
- Wie sollte die tägliche Arbeit organisiert sein, um die Teamleiter ungestört ihre Arbeit erledigen zu lassen, die Abstimmung in sinnvollen Teilbereichen zu ermöglichen, und dem Standortleiter einen Überblick zu verschaffen?

Über diese sehr fruchtbare Diskussion hätten wir fast vergessen, über das Problem zu sprechen. Und das stellte sich dar wie folgt:
- Der Standortleiter beansprucht für sich das Recht, an seinen Teamleitern vorbei ins Tagesgeschäft einzugreifen, indem er direkt mit deren Mitarbeitern spricht. Einige der Teamleiter sind damit nicht einverstanden, andere haben nichts dagegen, sofern sie informiert oder später eingebunden werden.

- In einem aktuellen Fall hatte der Direktkontakt zwischen Standortleiter und Mitarbeiter diese negativen Folgen gehabt: Eine von den Mitarbeitern nicht sonderlich geschätzte Entscheidung des Teamleiters G., die sich bereits in der Umsetzung befand, wurde durch den Eingriff des Standortleiters »zurückgedreht« und »verschlimmbessert«. Dies war nur möglich, weil die Mitarbeiter verschwiegen, dass der neu eingeführte Prozess auf eine Entscheidung des Teamleiters zurückging. Ein zusätzlicher Schaden war also, dass der Teamleiter sich hintergangen und »demontiert« fühlte, und dass die Mitarbeiter sich in der Wahl ihrer taktischen Kommunikation bestätigt sahen.

Diese einfache, fast simple und auf den ersten Blick unverständliche Landkarte erwies sich im Gespräch mit Lupenblick als sehr gut getroffen. Und im weiteren Gesprächsverlauf identifizierten die Führungskräfte mit leicht grimmigem Humor noch diese »Teammitglieder, die wir nicht eingeladen haben«:
- die US-Unternehmenskultur
- der Druck aus den USA
- der bürokratische Zahlenfetisch der US-Manager
- die mangelnde Unterstützung seitens des US-Managements
- die Unklarheit über die Ziele des US-Managements
- die Personalknappheit am Standort
- der Zeitdruck
- die fünf Machtansprüche der fünf Führungskräfte
- das Misstrauen untereinander

Was sich besonders gut hören und sehen ließ
- Prosodie: Lautstärke als Anzeichen von Erregtheit (bei verbal sachlich geäußerten Feststellungen), hohes Sprechtempo bei zwei Führungskräften
- häufige Sprachhandlungen: Feststellen, Behaupten, Argumentieren, Widersprechen, Beharren
- Rückmeldeverhalten oft teilresponsiv
- Sprecherwechsel: häufiges Ins-Wort-Fallen

- Wie stark spricht Sie die Methode an auf einer Skala von 0–10? Wie gut entspricht sie Ihrer Denkweise? Wie passt sie zu Ihren Handlungspräferenzen?
- Wann würden Sie sie anderen abbildenden Verfahren bevorzugen, in welchen Settings können Sie sich die Methode nicht gut vorstellen?
- Wie gut lässt sich die Methode in die Settings integrieren (oder ist bereits deren Bestandteil), in denen Sie häufig arbeiten? Welche Erfahrungen haben Sie bereits mit dieser oder einer ähnlichen Methode gemacht?
- Zeichnen Sie sich eine eigene Landkarte, an die Sie die Lupe anlegen können, oder versuchen Sie einen Fall aus Ihrer aktuellen Beratungsarbeit abzubilden. Falls Sie mit den ja recht stark formalisierten Genogrammen[44] arbeiten, könnten Sie sich eins aus Ihrem Fundus nehmen und überlegen, was sich mit einer systemischen Landkarte anders hätte abbilden lassen.

4.2 Weitere Systemische Methoden im Überblick

In diesem Kapitel stelle ich Ihnen weitere Methoden, während deren Anwendung sich besonders detailliert zuhören lässt, nur kurz vor und gebe einige Hinweise zur vertiefenden Lektüre.

4.2.1 Bilder: Zeichnungen, Gemälde, Fotos, Skulpturen, Gegenstände

Sie wissen aus eigener Erfahrung, dass Bilder, also Zeichnungen, Gemälde, Fotos, oder bildhafte Elemente wie Skulpturen oder ausdrucksstarke Gegenstände in Sekundenbruchteilen bewirken können, was ein Team von sieben klugen, konstruktiven Fragen nicht schafft: Äußere Bilder erzeugen innere Bilder und regen auf diese Weise Gefühle an, wecken Erinnerungen, können sogar verschlossene oder verschüttete innere Türen öffnen. Dies macht sie zu einem kraftvollen Instrument, das mit Bedacht und Feingefühl einzusetzen ist. Ich orientiere mich bei der Entscheidung an diesen Fragen:

44 Falls Genogramme Ihnen unvertraut sein sollten, finden Sie bei von Schlippe und Schweitzer (2016, S. 228–235) eine gut nachvollziehbare, erste Erklärung (samt Abgrenzung von anderen Verfahren der Visualisierung).

- Aus welchem Anlass möchte ich mit einem Bild arbeiten? (Falls der Grund darin liegen sollte, dass ich gerade keine bessere Idee habe oder einfach selbst Freude daran hätte, könnte ich es vielleicht unterlassen?)
- Was würde das Bild besser leisten können als ein anderes Mittel?
- Kann ich im aktuellen Auftrag und in diesem Klientenverhältnis spontan und situativ mit Bildern arbeiten oder muss ich mich und den Klienten darauf vorbereiten?
- Sollte Vorbereitung sinnvoll sein: Worauf sollte ich zusätzlich achten?
- Mit welcher Frage oder mit welcher Formulierung lade ich dazu ein, mit einem Bild zu arbeiten? Was passt am besten zur Persönlichkeit und den Bedürfnissen der Klientin?

Um mit Bildkarten arbeiten zu können, brauchen Sie nicht gleich einen Kurs oder eine Weiterbildung für das Zürcher Ressourcen Modell zu absolvieren, sondern Sie können nehmen, was zur Hand ist, oder was eine Klientin mitbringt. In meinen Räumen etwa sind die Wände voll mit Fotos und Gemälden, die ich entweder gezielt für diesen Zweck angeschafft habe oder die mir einfach gut gefallen. Es liegt auch alles Mögliche scheinbar planlos herum, wie z. B. ein zweifacher Taljenblock, ein defektes Getriebezahnrad, eine Billardkugel, ein Stück Doppelstahlträger mit hineingeschossenem Stahlnagel, Treibholz. Gelegentlich bitte ich auch meine Klienten, zur nächsten Sitzung ein Foto ihres Lieblingsbildes oder ein Bild, das aus ihrer Sicht zum Thema passt, mitzubringen. Wenn ich zu Kunden fahre, nehme ich, sofern angemessen und sinnvoll, eine Auswahl von Bildkarten und Fotos oder Gegenstände mit, um sie dort ins Spiel bringen zu können.

Zum Weiterlesen

- Ein einfacher Weg zum eigenen Karten-Fundus: Suchen Sie mit den für Sie interessanten Stichwörtern auf einem Stock-Foto-Portal wie iStock oder Shutterstock; auch bei Wikimedia Commons wird man recht gut fündig.[45]
- Ein schön gemachtes Bildkarten-Set für den Einstieg gibt es von Susanne Büscher: Lebenswege.
- Zum Zürcher Ressourcen Modell bietet sich das Set aus Manual und Bildkarten von Frank Krause und Maja Storch an: Ressourcen aktivieren mit dem Unbewussten.

45 Bitte beachten Sie die urheberrechtlichen Bedingungen, insbesondere, wenn Sie sich lizenzfreie Bilder auswählen!

4.2.2 Externalisieren

Viele Menschen haben die Vorstellung, dass das zu lösende Problem mit ihrer Person, also ihrer Identität verbunden sei. Dieses Verständnis behindert oder verhindert eine gute Lösung. Der Mit-Begründer der narrativen Therapie, Michael White, schreibt dazu:

»Externalizing conversations can provide an antidote to these internal understandings by objectifying the problem. They employ practices of objectification of the problem against cultural practices of objectification of people. This makes it possible for people to experience an identity that is separate from the problem. The problem becomes the problem, not the person. In the context of externalizing conversations, the problem ceases to represent the ›truth‹ about people's identities, and options for the successful problem resolution suddenly become visible and accessible« (White, 2007, S. 9).[46]

Ein Problem zu externalisieren ist eine verblüffend einfache Art und Weise, einen neuen und häufig auch weniger belastenden Umgang mit ihm zu finden. Ein erprobter Weg für die verbale Externalisierung verläuft wie folgt:

1. das Problem beschreiben (Qualität, Erscheinungsorte, Erscheinungsformen, Auswirkungen usw.)
2. dem Problem einen Namen geben (z. B. die Wut)
3. das Problem symbolisieren und personifizieren (in der Sprache der Klientin, z. B. als Plasmakugel, dann dieser Kugel Persönlichkeitsmerkmale zuschreiben, also etwa schnell, glühend heiß, zischend)

Wenn dies geschafft ist, lässt sich mit dem Problem als Problem arbeiten, von dem sich der Klient distanzieren kann.[47]

---

46 Deutsche Übersetzung: »Problemexternalisierende Gespräche können ein Gegenmittel für diese innerlichen Vorstellungen bereitstellen, indem sie das Problem objektivieren. Sie wenden Methoden der Objektivierung des Problems gegen die kulturellen Praktiken der Objektivierung der Menschen an. Dies ermöglicht es Menschen, eine Identität zu erfahren, die losgelöst vom Problem ist. Das Problem wird das Problem, nicht die Person. Im Kontext von externalisierenden Gesprächen hört das Problem auf, die ›Wahrheit‹ über die Identitäten von Menschen zu beanspruchen, und plötzlich werden Möglichkeiten der erfolgreichen Problemlösung sichtbar und zugänglich« (Übersetzung vom Autor).

47 Weiterführende Informationen in White und Epston (1990) sowie White (2007).

4.2.3 Geschichten erzählen (lassen)

Seit Jahrtausenden erzählen sich Menschen Geschichten. Geschichten von Glück, Abenteuer, Tod und Verderben, Scheitern, Liebe. Menschen finden sich in Geschichten wieder und erkennen so die Verwandtschaft mit den Protagonisten.

Gut erzählte Geschichten regen die Fantasie an, erzeugen Bilder und lösen Gefühle aus. Sie liefern Szenarien für die Diskussion, Vorbilder für gute Lösungen. Im Beratungsgespräch erzählte Geschichten können Gemeinsamkeit stiften und den Eintritt in neue Erzählräume erleichtern.

Das Geschichtenerzählen ist äußerst wirksam bei diesen Aufgaben:

- Abstraktes oder noch nicht Vorstellbares bildhaft näherbringen
- Gefühle wecken oder befreien
- Zukunft erlebbar machen, Möglichkeiten plastisch darstellen

Ein großer Vorteil von Geschichten ist, dass sie äußerst variabel gestaltbar sind:

- Zeit: Vergangenheit (»Es war einmal …«), Gegenwart (»Genau jetzt, im Gebäude nebenan …«) oder Zukunft (»Stell dir vor, in einem fernen Land, in einer fernen Zeit …«)
- Nähe: persönlich (»Ich kann mich noch erinnern, als Sie …«/»Ich stelle Sie mir in drei Monaten vor, wenn …«), assoziiert (»Sie kennen doch Frau {X} – also die hat neulich …«), distanziert (»Also das war jetzt in den USA, aber das kann man sich auch hier vorstellen …«)
- Wirklichkeitsgrad: wahrhaftig (»Ich schwöre bei meinem Amtseid!«), möglich (»Also ich habe da neulich gehört …«), hypothetisch (»Man könnte sich schon vorstellen …«), parabelhaft (»Es waren einmal ein Hase und ein Igel …«)

Problembeladene, tragische oder abschreckende Geschichten lösen in der Zuhörerschaft die Reaktion aus »Das will ich aber nicht erleiden!«, »Wie gut, dass mir das erspart bleiben kann!«, Geschichten mit gutem Ausgang bewirken oft Gedanken wie »Das will ich auch!«, »So eine Heldin könnte auch ich sein!«, können aber auch Reaktionen hervorrufen wie »Ja, und sehen Sie, das werde ich nie so hinbekommen!« oder »Ja, da sieht man es wieder, andere haben immer Glück!«.

Dadurch, dass der Erzähler die Geschichte als Mittel der Metaphernbildung und Gefühlsaktivierung anwendet, kann er mit etwas Geschick allzu Naheliegendes, Erschreckendes in die Ferne rücken und unerreichbar Fernes nahebringen.

Wenn ich im Beratungsgespräch selbst Geschichten erzähle, habe ich dafür meist eines dieser aus der Situation abgeleiteten Ziele:

- Dem Klienten das Vertrauen geben, dass er mit seinem Problem, seinem Leid kein Sonderling oder Problemfall ist, sondern dass es anderen Menschen vor ihm schon ähnlich gegangen ist.
- Märchenhafte Möglichkeiten vorspinnen, an denen die Klientin beherzt weiterspinnen kann.
- Dem Klienten eine Geschichte anbieten, von der er sich distanzieren kann.
- Verdeutlichen, dass Lebensabschnitte genau wie Geschichten einen Anfang, einen Verlauf und ein Ende haben, und hierdurch Ansatzpunkte für das Erzählen der eigenen Geschichte geben.
- Dazu anregen, ein wesentliches Merkmal von Geschichten zu verstehen: Wer von einem selbst erlebten oder verursachten Unglück berichten kann, hat dieses überlebt, er ist noch da. Wem ein großes Glück zuteil wurde oder wer Erstaunliches bewirkt hat, darf staunend oder stolz davon erzählen.

Und natürlich, das klang eben schon an, lade ich auch meine Klienten ein, mir ihre Geschichten zu erzählen. Sie dürfen tiefstapeln und übertreiben, kurz und knapp berichten oder dramatisch ausschmücken. Auch hier funktioniert der zirkuläre Ansatz übrigens bestens: Warum nicht in der dritten Person über sich erzählen oder aus den Augen einer weiteren beteiligten Person?[48]

4.2.4 Szenarien entwerfen

In der Strategieentwicklung von Organisationen ist die Szenariotechnik ein wesentlicher – und sehr aufwändiger – Bestandteil. Eine stark vereinfachte informelle Variante verwende ich gerne im Coaching, wenn meine Klientin Erfahrung mit oder zumindest Nähe zu entsprechenden Techniken der Zukunftsbetrachtung und -gestaltung besitzt. Zur systemischen Methodenwelt gibt es Überschneidungen und Ähnlichkeiten bei der Konstruktion von Wirklichkeiten und Möglichkeiten, bei der Arbeit mit dem Familienbrett und beim Geschichtenerzählen.

Wesentliche Schritte der Szenariotechnik sind:

1. Die Vorbereitung mit den Fragen »Was schauen wir uns an?«, »Was soll verändert werden?«, »In welchem Rahmen/Umfeld wird dies geschehen?«, »Was ist auf den ersten Blick da?«.

48 Zum Einlesen in das Konzept der Heldengeschichte: Campbell (2008).

2. Die Analyse mit den Fragen »Welche Einflüsse wirken jetzt und später auf unseren Gesprächsgegenstand ein?«, »Welche Einflüsse sind wesentlich, was macht sie aus, wie werden sie sich weiterentwickeln?«.
3. Die Prognose mit Fragen wie »Wie lassen sich die Schlüsselfaktoren einbinden und nutzen?«, »Welche Entwicklungen sind möglich?«, »Welche Entwicklungen sind wahrscheinlich?« oder »Wie stehen die Einflüsse zueinander, wie hängen sie zusammen?«.
4. Die Szenarien mit den Grenzen »im schlimmsten Fall« und »im besten Fall« und der mittleren Orientierung »im wahrscheinlichsten Fall«. Störungen, Überraschungen, Krisen usw. werden mitbedacht.
5. Die Szenarien werden auf den Gesprächsgegenstand gelegt und eine Strategie wird entworfen.

Sie sehen: Dieses Vorgehen ist uns aus der Arbeit mit konstruktiven Ansätzen sehr bekannt, mit dem Unterschied: Mit Menschen aus entsprechend anschlussfähigen Berufsumfeldern können wir wie in einem Projekt distanziert sachlich-analytisch oder auch konstruktiv-planerisch an die Sache herangehen. Im »Projekt« wird deutlich, was man alles nicht weiß, was man eventuell erfahren will, wie komplex die gesamte Angelegenheit ist, und wie viel des Szenarios im Kopf entsteht. Zugleich hilft diese Herangehensweise, sich an Fakten und Wahrscheinlichkeiten zu orientieren. Sollte sich im Prozess herausstellen, dass gerade das Faktische, »Realistische« nicht greifbar oder relevant ist, sondern etwa die Glaubenssätze, die Gefühle, die Befürchtungen die Schlüsselfaktoren sind: Auch gut! Denn entweder findet der Klient einen Weg über die rationale Betrachtung oder er findet einen Weg über die Auseinandersetzung mit dem weniger Greifbaren.[49]

4.3 Ihre eigenen systemischen Methoden

Sie werden es beim Lesen der Abschnitte 4.1 und 4.2 bemerkt haben: Es gibt systemische Methoden, die aus der Welt der Systemischen Therapie und Beratung stammen und in ihr verwurzelt sind, und es gibt Methoden mit systemischem Charakter, die aus anderen Denk- und Arbeitswelten stammen.

Falls Sie selbst mit systemischen Methoden arbeiten, werden Sie während des Lesens meine Ausführungen mit Ihren Gedanken und Erfahrungen

49 Bei Interesse einfach mit der Suchmaschine Ihrer Wahl nach den Stichworten »Szenario«, »Szenarioanalyse« oder »Szenariotechnik« suchen und sich ein wenig einlesen; Kaufmann (2024).

abgeglichen haben. Falls Sie sich der Welt der systemischen Methodik und vor allem der zugrundeliegenden Haltung gerade annähern, werden Sie meine Ausführungen mit Ihrer Art zu Arbeiten abgeglichen haben. Wie immer es sich auch verhalten mag, habe ich hier vier Fragen und eine Aufgabe mit sieben Teilaufgaben für Sie:

Fragen
- Welche für Ihre Arbeit sinnvollen und relevanten Methoden kennen Sie?
- Welche Methoden, die Ihnen beim Lesen wieder in den Sinn kamen, hatten Sie vergessen?
- Von welchen haben Sie sich verabschiedet und aus welchem Grund?
- Welche Methoden nutzen Sie regelmäßig und warum?

Aufgaben
Bitte wählen Sie eine der von Ihnen genutzten Methoden und lösen Sie diese Aufgaben:
- Falls Sie sich mit Ihrer Methode als erfahren in der Anwendung einschätzen: Erklären Sie Ihre Anwendung so, dass sie jemand, der sie noch nicht kennt, versteht und anwenden könnte.
- Falls Sie Ihre Methode als Systemiker anwenden: Erklären Sie Ihre Anwendung so, dass jemand, der sich Nicht-Systemiker nennen würde, sie versteht und anwenden könnte.
- Falls Sie Ihre Methode als Nicht-Systemiker anwenden: Erklären Sie Ihre Anwendung so, dass jemand, der sich Systemiker nennen würde, sie versteht und anwenden könnte.
- Benennen Sie die Vorteile der Methode für die Klientin und auch für den Beratenden.
- Überlegen Sie, was die Methode mit Ihnen als Mensch zu tun hat, also zu welchen Merkmalen Ihrer Persönlichkeit passt sie, welchen Ihrer Handlungsvorlieben kommt sie entgegen, an welche Ihrer professionellen Gewohnheiten schmiegt sie sich an?
- Professionalität/Qualitätssicherung
  - Wie stellen Sie sicher, dass nicht Ihre persönlichen Präferenzen oder Gewohnheiten darüber bestimmen, ob Sie die Methode anwenden? (siehe Kapitel 2)
  - Wie stellen Sie sicher, dass nicht Ihre Ideen über sich selbst und Ihre Ideen über die Beziehungen zu Ihren Klienten über Auswahl und Anwendungsweise bestimmen?
  - Wie sicher sind Sie wirklich in der Anwendung?

- Wie gut halten Sie sich an die Regeln der Anwendung? Folgen Sie eher den Lehrbüchern oder haben Sie sie individuell auf Ihre Bedürfnisse und Überzeugungen angepasst?

- Aspekt Zuhören: Wie wichtig ist für Sie die Hypothesenbildung bei der Methodenauswahl, wie wichtig der Einfluss der Interpretation während der Anwendung, welche sich wiederum auf die Hypothesenbildung auswirken könnte?

Falls Sie Freude an der Übung hatten, wenden Sie sie einfach auf eine Ihrer anderen Methoden an. Ansonsten folgen Sie mir zum nächsten Kapitel, in dem wir uns fragen, wer das Beratungsgespräch eigentlich führt.

4.4 Wer führt das Gespräch?

»Wer führt das Gespräch? Was ist das denn für eine Frage?!«, könnten Sie jetzt ausrufen. Vielleicht haben Sie auch gleich weitergeblättert und lesen diesen Abschnitt nicht. Falls aber Sie oder eines Ihrer Parallel-Ichs gerade hier lesen sollten, könnten Sie diesen Abschnitt auch für eine (un)geschickte, irritierende Intervention halten. Aber nein. So ist es nicht. Ich möchte die Frage wirklich mit Ihnen erörtern. Und lassen Sie uns ehrlich miteinander sein:

Wir bilden uns gerne ein, dass wir es sind, die das Gespräch führen oder wir bilden uns gerne ein, dass wir unseren Klienten die Freiheit lassen, das Gespräch zu führen. Unsere Klientinnen sind natürlich mit von der Partie: Ein Teil von ihnen befürchtet schließlich, die gesamte Gesprächsarbeit alleine machen zu müssen, weil die Beratende nichts anderes tut, als Hypothesen zu äußern, konstruktive Fragen zu stellen, »mmh-mm« oder »jaaaa« zu brummen oder zu summen, bzw. nur ermunternd zu lächeln, und ein anderer Teil wünscht sich möglichst viel Aktivität, viele Impulse, Angebote, professionelle Steuerung aufseiten des Beratenden, um gut bedient zu werden. Im Zweifelsfall also bilden sich auch unsere Klienten ein, das Gespräch zu steuern oder zumindest einen guten Anteil an der Steuerung zu haben. Dabei sind es in nicht wenigen Fällen weder wir Beratenden noch unsere Klienten, sondern einer oder mehrere dieser Gesprächsteilnehmer (siehe Abbildung 17):

- Menschen im erweiterten Raum
- nicht-menschliche Mitspieler
- das Gespräch
- das Thema

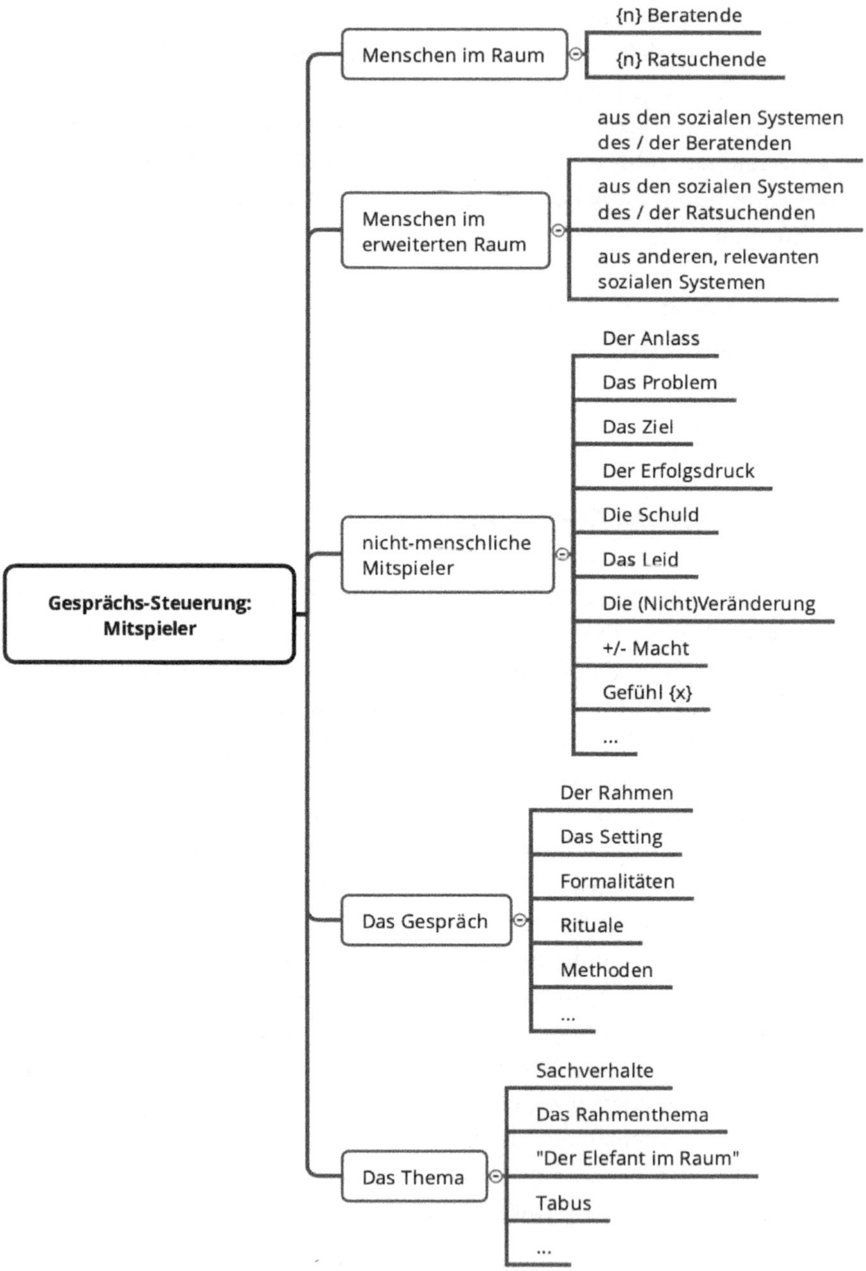

Abbildung 17: Mitspieler bei der Gesprächssteuerung

Selbstverständlich können wir diese Gesprächsteilnehmer mitdenken, über sie sprechen, sie sogar optisch abbilden. Dazu müssen wir sie aber erst entdecken und identifizieren. Wenn wir uns zu diesem Zweck auf das interpretationsfreie Zuhören konzentrieren, können wir uns bei der Suche an diesen Regelmäßigkeiten orientieren:

- Menschen im Raum steuern das Gespräch durch sogenannte initiierende Akte (also Sprachhandlungen, die eine Reaktion verlangen), durch das Einbringen neuer Aspekte/Themen und grundsätzlich durch die Möglichkeiten der Gesprächsführung (siehe Kapitel 3.2.3). Um zu erkennen, ob wir selbst oder unsere Klientin das Gespräch steuern, müssen wir also nur etwas aufmerksam sein.

Alle weiteren Mitspieler können selbstredend nur durch uns selbst wirksam werden oder steuern, nämlich durch unsere Unachtsamkeit oder dadurch, dass wir unsere Erlaubnis geben, uns fügen oder mehr Einfluss gewähren, als wir möchten. Schauen wir uns das einmal an:

- Lebende Menschen im erweiterten Raum wirken auf das Gespräch ein, indem sie den formellen Auftrag für das Gespräch benennen, ein konkretes Thema zur Bearbeitung mitsenden oder auch, indem sie den Rahmen setzen. Auf etwas subtilere Weise nehmen Menschen Einfluss, an denen wir uns orientieren, also im Fall der Beratenden etwa die ehemalige Ausbilderin oder auch der Supervisor oder Kolleginnen. Aber auch verstorbene oder noch ins Leben zu kommende Menschen, die aus einem bestimmten emotionalen, rationalen oder auch im sozialen System verorteten Grund für den Klienten bedeutsam sind, können starken Einfluss auf das Gespräch nehmen. Um dies zu bemerken, brauchen wir nicht mehr als eine gut funktionierende Selbstreflexion. In unsere Klientinnen können wir natürlich nicht hineinschauen, aber belastbare Hinweise geben uns oft die explizite Nennung dieser Menschen (»Also mein Großvater pflegte zu sagen, …« oder »Meine Chefin ist unzufrieden mit meiner Affektkontrolle.«), aber auch bislang nicht beobachtbares, sprachliches Handeln oder bislang nicht verwendete Wörter, bzw. Wörter eines anderen Stilregisters können ein Hinweis sein, etwas genauer hinzuhören oder nachzufragen.
- Nicht-menschliche Mitspieler als steuernde Gesprächsteilnehmer erkennen wir mit Glück oder durch unser Geschick am leichtesten durch die zuvor oder direkt im aktuell fraglichen Moment erfolgte Externalisierung. Wenn also die »Schulddampfwalze« draußen vor dem Fenster vor sich hin-rußdieselt, ist es für uns leicht, zu erkennen, ab wann sie unser Gespräch planiert. Auch sprechen viele unserer Klientinnen ja durchaus explizit über

nicht-menschliche Mitspieler. Wenn wir aufmerksam auf die Art der Konstruktion von Wirklichkeit oder Möglichkeit achten, können wir sowohl an der Schilderung der Mächtigkeit als auch daran, wie viel Raum diese Entität einnimmt, erkennen, ob dieser nicht-menschliche Spieler gerade die Steuerung übernimmt oder bereits übernommen hat.
- Das Gespräch an sich als Kommunikationsmittel kann natürlich die Steuerung übernehmen. Dies erkennen wir daran, wenn etwa der zeitliche Rahmen (z. B. 45 Minuten), der Zeitpunkt (z. B. morgens um 08:30 Uhr), die Formalitäten (z. B. Rückblick auf die letzte Sitzung) oder Rituale (»Jeder soll etwas beitragen.«) dazu führen, dass der Austausch stark vorgegeben oder eingehegt wirkt. Nicht selten auch werden wir ein Setting oder eine Methode gewählt haben, die zuerst sinnvoll oder zumindest nicht schädlich wirkte, im Gesprächsverlauf aber erstaunlich dominant wurde.
- Ein Thema kann das Gespräch kapern, indem es entweder jegliche Aktivität ansaugt wie ein mächtiges Gravitationsfeld (denken Sie an die »Übermutter« oder ein als unlösbar konstruiertes Problem), oder indem es jegliche Aktivität in seine Richtung abstößt wie ein unsichtbares Kraftfeld (dieses Phänomen kennen wir insbesondere vom legendären »Elefanten im Raum« und mächtigen Tabus). Hinweise sind in der Regel, wenn unproportional viel darüber gesprochen wird, bzw. wenn das Gespräch wie durch Zauberhand geführt immer wieder dorthin gelangt; gelegentlich nehmen wir auch eine Präsenz im Raum wahr: Ein Gefühl kommt in uns auf, eine Stimmung macht sich breit, die sich nicht durch Ausgesprochenes erklären lässt. Es lässt sich auch beobachten, dass jeder Versuch, in eine bestimmte, thematische Richtung zu gehen, abgewehrt wird.

Ich weiß. Je weiter wir in der Liste nach unten kommen, desto weniger greifbarer sind die Hinweise auf mögliche Fremdsteuerung. Das heißt aber nicht, dass sie nicht da ist. Schauen Sie doch selbst einmal:

ZUR ERKUNDUNG

Denken Sie zurück an ein Gespräch, bei dem Sie den deutlichen Eindruck hatten, dass unklar war, wer es zu welchem Zeitpunkt wie führte. Versuchen Sie herauszufinden, wer es gewesen sein könnte. Vielleicht zeichnen Sie sich zu diesem Zweck eine systemische Landkarte oder bilden sich den Sachverhalt auf dem Familienbrett oder in ähnlicher Form ab.

Sie können natürlich auch in einem Ihrer nächsten Beratungsgespräche stärker darauf achten. Dies geht gut, indem Sie aufmerksame Hinweise aus dem linguistischen Spektrum berücksichtigen oder Ihr Wirklichkeitskonstrukt hinterfragen.

Und damit wären wir am Ende des vierten Kapitels angelangt. In Kapitel 5 wird es endlich leicht.

5 »Surfen statt Ackern«: Leichtigkeit

Neu und anders zuhören, weil wir verstanden haben, dass wir nichts verstehen und deshalb auch nichts wissen. Interpretationsbefreit zuhören, um uns davor zu bewahren, zu vorschnellen Erkenntnissen zu gelangen. Oder: Hörend interpretieren, weil wir hilfreich sein wollen, denkend Hypothesen bilden und sie intervenierend oder beratend aussprechen. Dieses irritierende Gegensatzpaar ist im guten beratenden Gespräch, ob in Therapie, Coaching oder Beratung, der Schlüssel zum Erfolg. Denn wir hören hin, versuchen, uns ein Bild zu machen, überprüfen es im Austausch mit den Klienten, unterbreiten Angebote, begutachten sie miteinander, und kommen so Stück für Stück voran.

Diese an zwei Richtfeuern zugleich ausgerichteten Gespräche aber führen wir oft zu mühsam oder auf eine Art und Weise, die weder uns, der Klientin, noch dem Auftrag gerecht wird. Gelegentlich verlassen wir dabei sogar das sichere Fahrwasser innerhalb der Grenzen des Kontraktes. Dabei könnte es so einfach sein, Gespräche zugleich gut und leicht zu führen, wenn wir den Kunstgriff öfter beherrschten, frei zuzuhören. Und verstehen Sie mich richtig: Ich will uns nicht die Hypothesen, die spontanen Ideen, den guten Rat verbieten. Ganz im Gegenteil! Dieses feine Gespür, oft fast eher Intuition, das macht uns doch aus. Genau diese ist ja eine der wesentlichen Fähigkeiten, die unsere Klienten bei uns suchen. Doch ich wiederhole These 4 aus Kapitel 1:

> Zuhören wird zu einer erleichternden Fertigkeit, wenn wir es vom Interpretieren im Dienste der hypothesengestützten Intervention lösen, um es in der Haltung des Verstehen-Wollens wieder in den Dienst des Auftrags zu stellen.

Wie könnte uns das in der Praxis leicht von der Hand gehen? In den vorangegangenen Kapiteln haben wir uns auf der Suche nach einer Annäherung an dieses von mir gepriesene Ideal mit unterschiedlichsten hinführenden Aspekten beschäftigt:

- Ludewigs Mitgliedskonzept legt uns nahe, dass wir uns täuschen, wenn wir uns einbilden, unser Gegenüber und vor allem seine Gefühle, Gedanken und Absichten erkennen zu können. Und es hilft uns zu unterscheiden, was in der Interaktion gerade Rolle und was Mitglied eines sozialen Systems ist.
- Weiterführend haben wir uns mit dem Gedanken vertraut gemacht, dass, in Anlehnung an Luhmann, Kommunikation an sich unwahrscheinlich sein könnte (Dimensionen Verstehen, Erreichen, Erfolg). Wir erinnern uns, dass schon Bühler von den voneinander vollkommen getrennten psychophysischen Systemen alpha und beta spricht. Wir sind anhand des 3i-Modells die Herausforderungen an den Schnittstellen zwischen den drei Orten von Information durchgegangen. Sie erinnern sich in diesem Kontext an das Hinzudenken (apperzeptive Ergänzung) und das Überhören (abstraktive Relevanz).
- Wir haben uns mit den Risiken Berufserfahrung, Lieblingsintervention und Methodik an sich auseinandergesetzt.
- Wir haben unsere Finger in das Füllhorn der Linguistik gesteckt und haben mindestens elf systemische Methoden aus praktischer Sicht betrachtet.

Nun ist der Zeitpunkt gekommen, an dem wir alles zusammenführen. Und es ist ganz einfach (siehe Abbildung 18): Die Kunst des leichten, freien Hörens besteht darin, die an i_2 in »Klientensprache« in den Dialog eingetretene und an i_3 von uns gehörte Information zuerst ausschließlich linguistisch zu erkunden, bevor wir uns erlauben, in systemischer Manier darüber nachzudenken.

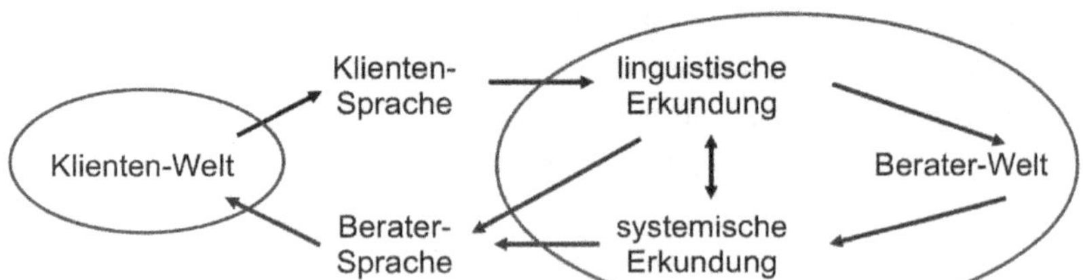

Abbildung 18: Das Zusammenspiel von linguistischen Kenntnissen und systemischer Methodik

Erst wenn wir diese Entschleunigungsschleife gefahren sind, reichen wir unsere Gedanken von der linken zur rechten Hand zwischen linguistischer und systemischer Erkundung hin und her, um Ideen zu entwickeln und entsprechend zu handeln. Dabei bedenken wir, dass alles Reflektieren und Planen in unserer eigenen inneren Welt geschieht und wir auf keinen Fall genug verstanden haben. Wir berücksichtigen auch: Unsere Interventionen oder auch unseren Rat bieten wir mit unseren Worten, also in »Beratersprache« an, und wissen deshalb, dass bei unserer Klientin an i_3 nur ansatzweise ankommen wird, was wir an i_1 gefühlt, gedacht und geplant haben.

Um diese anspruchsvolle Gedankenarbeit innerhalb weniger Sekunden oder auch im Gesprächsverlauf mit einem Gefühl der leichten Gelassenheit leisten zu können, helfen mir die folgenden fünf Schritte, die ich Ihnen nun vorstelle.

5.1 Die fünf Schritte zur Leichtigkeit

Die Schritte zur Leichtigkeit können Sie auf zweierlei Art verstehen:

1. Sie können sie als Ausdruck Ihrer generellen Haltung begreifen und somit aus professioneller Distanz auf sich und Ihre Klienten schauen.
2. Sie können sie wie eine Prozessbeschreibung verwenden, um sie Schritt für Schritt direkt im Gespräch zu gehen.

Und hier sind sie:

Schritt 1: Innehalten
Schritt 2: Die Filter erkennen, prüfen und fein einstellen
Schritt 3: Frei zuhören, um neu zu verstehen
Schritt 4: Eine Wahl treffen
Schritt 5: Handeln

Sehen wir sie uns genauer an:

5.1.1 Innehalten

Innehalten. Das ist leichter gesagt als getan im engagierten Beratungsdialog. Meine Erfahrung damit ist: Wenn ich mich selbst nicht so fürchterlich erfolgsentscheidend wichtig finde und darauf vertraue, dass die Lösung in der Klientin vorhanden ist oder entstehen kann, dann kann ich mich leicht zurückhalten, um das Gesagte auf mich wirken zu lassen. Die Belohnung wird mir in der Regel geschwind zuteil in Form von hilfreichen und orientierenden Beiträgen der Klienten und dem Gefühl der Leichtigkeit in mir.

Es ist uns bekannt, und nicht wenige therapeutische Ansätze beruhen darauf, dass häufig das Aussprechen der eigenen Gedanken dem weiteren Fortgang der Gedankenführung und somit der Problemlösung am hilfreichsten ist. Ich denke hierbei gerne an Kleists Worte[50]:

> »Der Franzose sagt ›l'appétit vient en mangeant‹, und dieser Erfahrungssatz bleibt wahr, wenn man ihn parodiert und sagt ›l'idee vient en parlant‹.«

Wenn ich also entweder verdächtig leicht zu einer Interpretation samt (intuitiver) Hypothese gelange oder mich im Erkunden und Intervenieren oder Beraten abquäle, spätestens dann halte ich inne und frage mich: »Was genau hast du denn gerade gehört? Was genau hast du denn gerade gesagt?«

Ich erlaube mir, das Interpretieren einzustellen, um der linguistisch geleiteten Gesprächsanalyse den Vortritt zu lassen. Ich würde nicht so weit gehen wie die Vertreter der idiolektischen Gesprächsführung[51], aber ich denke schon: Das Wort der Klientin ist unser Ansatzpunkt – und zwar das Wort an sich und nicht unsere Idee darüber. Wer wäre ich, ihr kaum gehörtes Wort umgehend zu bewerten, zu beurteilen, zu deuten? Es wird schon einen Sinn haben, dass sie es so und nicht anders gesprochen hat. Ich kann mich an kein Gespräch zur Auftragsklärung und auch an kein justierendes Meta-Gespräch in Coaching oder Beratung erinnern, in dem ein Klient mich gebeten hätte: »Bitte, Herr Doktor! Erklären Sie mir, was es bedeutet, was ich sage! Sie erkennen sicher etwas, was mir nicht bewusst ist!«. Ganz im Gegenteil höre ich den Wunsch, ernst genommen und verstanden zu werden. Selbstverständlich kennen wir alle die Situation, in der der Klient sich mit vielleicht diesen Worten entschuldigt, erklärt oder um Hilfe bittet: »Ich kann das nicht so gut ausdrücken, es fällt mir schwer, meine Gefühle in Worte zu stecken.« Diese Äußerungen sind aber immer eine Bitte um das gemeinschaftliche Verhandeln der Klientenwirklichkeit und nie eine Bitte um Klientenwelterklärung. Asymmetrie in der Beziehung, das hat niemand bestellt. Eine gewisse komplementäre Rollenverteilung hingegen ist nicht selten erwünscht oder ersehnt, dies häufig in Verbindung mit der eige-

---

50 »Der Appetit kommt beim Essen« bzw. »Die Idee kommt beim Reden«, Heinrich von Kleist (1805–1806/1878/2024): »Über die allmähliche Verfertigung der Gedanken beim Reden«, wohl 1805/06 entstanden, siehe https://de.wikipedia.org/wiki/%C3%9Cber_die_allm%C3%A4hliche_Verfertigung_der_Gedanken_beim_Reden (Zugriff am 12.06.2025).

51 Siehe z. B. Bindernagel, Krüger, Rentel und Winkler (2018) oder ansatzweise auch Lieb (2020) und Lieb (2021); erinnern Sie sich auch an Freuds (1916/17) Ideen über den Austausch von Worten.

nen Idee über Hilflosigkeit, Minderwertigkeit oder auch einfach dem Wunsch, bedient und versorgt zu werden.

Diejenigen von uns, die als Personalentwickler oder Organisationsberaterinnen tätig sind, wissen, was ich meine: Die Menschen und Gruppen von Menschen, die unseren Rat suchen, möchten häufig eine Lösung von uns präsentiert bekommen, statt von uns befragt und in die Eigenverantwortung genommen zu werden. Die therapeutisch Beratenden unter Ihnen werden regelmäßig erleben, dass sie mit Patienten sprechen, deren Fähigkeit, ihr Inneres aus i_1 an i_2 zu artikulieren, in einem Maße eingeschränkt wirken kann, dass das Interpretieren und Hypothesenbilden unter Verwendung des eigenen Verständnisses (i_3) unabdingbar zu machen scheint – insbesondere, wenn der Auftrag auch darin besteht, eine Diagnose zu stellen[52], oder wenn eine Diagnose auf der Überweisung steht. Aber gerade Sie möchte ich ermuntern, innezuhalten, und den nächsten Schritt zu tun:

5.1.2 Die Filter erkennen, prüfen und fein einstellen

Auch diesen zweiten Schritt können Sie wie den ersten zur Kalibrierung Ihrer Grundhaltung oder situativ während des Beratungsgesprächs tun. Lassen Sie mich erklären, was ich damit meine, die Filter zu erkennen und zu justieren. Hierzu gehe ich zurück zu Kapitel 2 und 3.

In Kapitel 2 haben wir uns ausführlich damit befasst, wie Wirklichkeit an i_3 entsteht. Sie erinnern sich in diesem Zusammenhang an die Wahrnehmungsschwelle und die Interpretationsschwelle (siehe Abbildung 5), die jede Klientenäußerung überwinden muss. Wir hatten die bekannten oder sogar vertrauten 36 Verführer betrachtet, die Sie vom freien, offenen Zuhören fortlocken wollen.

Ich hatte Ihnen angeboten, dass Sie aus diesem Katalog diejenigen identifizieren und benennen, die Ihnen öfter in die Quere kommen. Nehmen Sie Ihre Notizen nun zur Hand und legen Sie sie neben Ihre Antworten zu dieser Frage, die ich Ihnen einige Seiten später gestellt hatte:

- Auf welcher Entscheidungsgrundlage planen Sie Ihre Sprachhandlungen? (Und was ist Ihnen möglicherweise mittlerweile noch aufgefallen?)

Vertiefend hatte ich Sie zu Beginn von Kapitel 3 gefragt:

- Was sind die Auslöser, die Sie schnell und unüberlegt interpretieren lassen?
- Welche blinden Flecken kennen Sie bei sich, die es Ihnen erleichtern, Ihre Interpretationen zu übersehen oder für Wahrheiten zu halten?

---

52 Zur vertiefenden Lektüre empfehle ich die Gedanken von Ludewig (1987b) zur Diagnostik.

- Welche der 36 verführerischen Mitspieler haben dabei öfter ihre Hand im Spiel?
- Welche beruflichen Anforderungen oder Routinen fördern bei Ihnen das schnelle Urteil?

Schauen Sie bitte jetzt nach, wie Sie geantwortet hatten. Möglicherweise fallen Ihnen noch weitere Aspekte ein. Und vielleicht möchten Sie nun eine Übersichtsgrafik oder eine Liste erstellen, die Ihre Antworten zusammenführt (siehe Abbildung 19).

<table>
<tr><td colspan="2">Meine Hör-Filter</td></tr>
<tr><td colspan="2">Die »Verführer«</td></tr>
<tr><td>Muster
1.
2.
3.</td><td>Haltung
1.
2.
3.</td></tr>
<tr><td>Handlungsvorlieben
1.
2.
3.</td><td>Arbeitsweise
1.
2.
3.</td></tr>
<tr><td colspan="2" align="center">Die Interpretationsfallen</td></tr>
<tr><td colspan="2">Entscheidungsgrundlagen für Sprachhandlungen:</td></tr>
<tr><td colspan="2">Auslöser für schnelles, spontanes Interpretieren:</td></tr>
<tr><td colspan="2">Blinde Flecken, die mir erlauben
a) Interpretieren »zu übersehen«
b) Interpretation für Wahrheit zu halten</td></tr>
<tr><td colspan="2">Berufliche Anforderungen/Routinen, die ein schnelles Urteil fördern:</td></tr>
<tr><td colspan="2">Weitere Aspekte:</td></tr>
</table>

Abbildung 19: Arbeitsblatt »Meine Hör-Filter«

Und was die Feineinstellung angeht: Auch hierzu waren Sie bereits vorbereitend tätig, als ich Sie in Kapitel 2 fragte:

- Welche eigenen oder fremden Erfolgsbeispiele für präzises Zuhören fallen Ihnen ein?
- Auf welche eigenen Stärken können Sie sich verlassen?

Überlegen Sie nun, wie Sie bislang und vielleicht in Zukunft noch feiner mit den Filtern umgehen können, die zwischen der Äußerung Ihrer Klientinnen und Ihrer eigenen Wahrnehmung liegen. Ich etwa verlasse mich auf diese Leitsätze und Leitfragen als Wächter:

- Wenn situativ nichts dagegenspricht, halte ich mich an die in Abbildung 18 vorgestellte Vorgehensweise.
- Ich kenne meine speziellen Freunde aus der Schar der 36 Verführer und erkenne somit schneller, wenn Sie mich vom Weg abbringen wollen.
- »Innehalten bei Irritierendem!«: Redet der Klient Unverständliches, Widersprüchliches? Was für ein guter Hinweis darauf, dass ich noch besser oder sogar ganz anders zuhören könnte!
- »Innehalten, wenn ich unwillentlich das Fahrwasser des Kontraktes verlasse!« Zugegeben, das schaffe ich so manches Mal erst, wenn mein Kiel schon durch den Schlick rutscht oder ich mich darin festgefahren habe.
- Wenn ich merke, dass sich das Gespräch nicht richtig anfühlt, also zu anstrengend wird, ich selbst zu viel rede oder zu viele großartige Ratschläge auf den Tisch werfe, dann stelle ich mir Fragen wie »Was tust du denn hier gerade?«, »Worum noch einmal geht es meiner Klientin heute genau?« oder »Was könnte ich tun, damit sich das Gespräch wieder gut anfühlt?«
- »Hör doch mal auf zu reden! Der Klient wird gleich etwas Sinnvolles tun.«

Und abschließend noch eine Anregung, die aus eigener Erfahrung entstanden ist: Versuchen Sie, sich freizumachen von solchen Leitideen für professionelles Handeln, die mit Leistung, Selbst- und Situationskontrolle oder auch mit der Pflicht zum Interpretieren und Bilden von Hypothesen zu tun haben.

So. Und nun sind Sie bereit für den dritten Schritt:

5.1.3 Frei zuhören, um neu zu verstehen

Auch wenn Sie kein Freund von Science-Fiction sein sollten, sind Ihnen möglicherweise aus der Serie »Star Trek« die Figuren Spock und Data bekannt, deren Persönlichkeit so angelegt ist, dass sie in bewusst zugespitzter Form distanziert-logisch wahrnehmen, denken und handeln. Ähnlich holzschnittartig, bloß in die andere Richtung, ist die Figur der Deanna Troi entworfen, die quasi überempathisch ist und so menschliche Gefühle äußerst fein wahrnehmen kann. Dem Klischee entsprechend hat sie die Funktion der psycho-sozialen Beraterin und Expertin für kniffelige, zwischenmenschliche und speziesübergreifende Problemlösungen.

Ach, ich liebe Fabeln, Sagen, Märchen, Abenteuergeschichten! Ich liebe Superheldenfilme und Science-Fiction! Dort ist möglich, was im »echten Leben« in solcher Überzeichnung nicht existiert – oder wenn doch, so wird es weit außerhalb der Norm einsortiert, bzw. mit einer Diagnose versehen. Aber warum komme ich Ihnen überhaupt mit Spock? Sie werden es ahnen:

Wir können uns Spock als Vorbild für das freie Zuhören nehmen, das ohne Vorannahmen, Interpretationen oder Hypothesen auskommt. Spock schafft es auch, nicht impulsiv zu reagieren oder zu handeln. Er nutzt förmlich dauerhaft das Denksystem 2, also das ruhige, reflektierte, logische Denken. Und natürlich komme ich Ihnen auch deshalb mit Spock, weil Menschen einfach nicht so sind wie ein Halb-Vulkanier. Sie sind aber auch nicht wie die Halb-Betazoidin Deanna. Uns Menschen macht die Verbindung von Denken und Fühlen, von Bedächtigkeit und Spontaneität stark. Dies gilt, wie bereits mehrfach betont, ganz besonders für die beratenden Berufe. Wenn wir es aber leicht haben wollen im Gespräch und zugleich bestmöglich klientenorientiert beraten wollen, benötigen wir die Fähigkeit, im richtigen Moment auf Spock-Art zuzuhören.

Eine radikal konstruktivistische Haltung in freundschaftlicher Co-Existenz mit pragmatischer Akzeptanz von »Fakten« und »Wissen« ist die Grundlage für diese Art des Zuhörens. Es lohnt sich, grundsätzlich die Prüfschleife der Reflexion anhand von Fragen einzupflegen wie »Stimmt das wirklich?«, »Denke ich richtig?«, »Was lässt mich zu dieser Vermutung kommen?«.

Denken Sie zurück an die zum Ende von Kapitel 2 aufgeführten 15 Gelingensbedingungen und Handlungsweisen, die hilfreich sein können, um im Fokus zu bleiben, und denken Sie zurück an Ihre Zuhör-Stärken, nach denen ich Sie gefragt hatte. Sie unterstützen Sie dabei, frei zuzuhören. Mich spricht der Hinweis von Tilman Rentel (2018, S. 50) sehr an:

»Wie gelingt diese achtsame, schwingungsfähige Anwesenheit? Durch ein stilles Wahrnehmen und ›Leisestellen‹ der Eigenschwingungen, durch ein Loslassen eigener Hypothesen und immer wieder durch ein Umschalten auf ›Musikempfang‹«.

Ob wir es Musik nennen oder Nuggets im Bachbett – wir hören freier, leichter und klientenzentrierter zu, wenn wir versuchen zu hören, was gesagt wurde, statt zu hören, was wir denken – wenn wir zuhören, um besser zu verstehen, statt unsere nächste Handlung zu planen. Diese Haltung und diese Vorgehensweise ermöglicht es uns, nicht nur auf eine neue Art zuzuhören, sondern auch neu und anders zu verstehen.

Ein Aphorismus von Goethe formuliert gnädig, was unsere Berufe uns zu tun verbieten, doch was zu vermeiden schwierig ist:

> »Es hört doch jeder nur, was er versteht.«

Es fällt uns schwer, durch unsere Wahrnehmungsfilter hindurch Partneräußerungen ausschließlich im Rahmen von deren Denk- und Gefühlswelt zu hören, auch wenn wir uns ernsthaft bemühen. Viel zu oft aber interpretieren wir wohl auch gedankenlos, unaufmerksam oder selbstbezogen vor uns hin und bilden uns dabei nicht selten ein, mit unserer Interpretation Recht zu haben – weil wir zu wissen glauben, wie sich die Dinge verhalten. Diese selbstbezogene Verblendung beschreibt der alltagssprachliche Kommentar treffend:

> »Man hört, was man will.«

Ich habe immer meinen Ausbilder und späteren Supervisor Ulrich Wilken vor Augen und vor Ohren, wie er während der Klärung des Anliegens mit interessiertem Blick, ruhig und sehr gelassen mit Bariton-Stimme zu sagen pflegte: »Ich habe das noch immer nicht richtig verstanden.« Was an dieser Stelle wie eine Technik wirken mochte, war Ausdruck tiefster, innerer Haltung.

Es könnte also eine gute Idee sein, alle Ideen über das methodisch richtige und vor allem geschickte Zuhören »auf Null« zu setzen. Sich freizumachen von dem Selbstanspruch, methodisch ausgeklügelt und feinfühlig, vielleicht sogar sanft leitend zu fragen, und in den Mittelpunkt des Gesprächs wieder die Neugier zu stellen. Was könnte denn schon Unerwünschtes passieren? Überlegen Sie selbst:

ZUR ERKUNDUNG

- Welche unerwünschte Erfahrung könnte unsere Klientin machen?
- Wie könnte das Gespräch Schaden nehmen?
- Wie könnte diese Art des Zuhörens meine Arbeit beeinträchtigen?

Und hier noch einige Hinweise: Je aufmerksamer und freier Sie zuhören werden, desto schwieriger kann es vielleicht für Sie werden, sich zu fokussieren,

Wichtiges herauszuhören und Prioritäten zu setzen. Denn sobald Sie Ihre Filter durchlässiger gestalten, strömen genau jene Gesprächsdetails auf Sie ein, die Sie bislang erfolgreich ausgeblendet hatten oder routiniert in Ihre offenen Gedanken- und Handlungsschubladen einsortiert hatten. Es gilt nun also so zuzuhören, dass Sie genau das Hören, was für Sie und Ihren Klienten bedeutsam ist. Also mit weitem Blick die Details erkennen. Aber wie soll das gehen? Das schließt sich doch gegenseitig aus: Überblick und Fokus? Ich zumindest muss etwa am Schokoladenregal im Supermarkt einen Schritt zurücktreten, um mir einen Überblick zu verschaffen, muss mich vom »Nimm-mich-Geschrei« der Verpackungen distanzieren, um nach meinen Lieblingsmarken zu suchen und zugleich neue Sorten zu entdecken. Überblick und Fokus erlange ich also nicht gleichzeitig, sondern in einer zügigen Abfolge von drei Arten des Hinschauens:

1. erst weiter Blick
2. dann Suchblick
3. dann Auswahlblick

Und genau hier könnte eine der Situationen eintreten, von denen wir bereits öfter gesprochen haben: Ihr Wissen, Ihre Erfahrung möchte den weiten, freien Blick ersetzen. Denken Sie an einen Strandspaziergang an der Ostsee. Haben Sie jemals im Sommer einen kleinen Bernstein gefunden, indem Sie den gesamten Strand abgesucht haben? Wahrscheinlich nicht – denn Sie wissen, dass der Bernstein zusammen mit Seegras, Tang und anderen leichten Dingen am Spülsaum des Meeres liegt, und dass sich die Suche eher im Herbst und Winter nach Sturm und bei auflandigem Wind lohnt. Beim Bernsteinsuchen verzichten Sie also auf den weiten Blick und fokussieren sofort, um Erfolg zu haben. Und so funktioniert das auch beim normalen, professionellen Zuhören, nur dass Sie, wenn Sie »Ja« zum freien Zuhören gesagt haben, die Entschleunigungsschleife durchlaufen, also sich genau das Zuhören auf Grundlage Ihrer Ausbildung, Ihrer Erfahrung und Ihres kontextuellen Wissens kurzfristig versagen (siehe Abbildung 18).

Hören Sie auf das, was Sie aufmerken lässt, was Sie neugierig macht! Es wird dann schon in die richtige Richtung gehen. Sie dürfen auf Ihre Erfahrung und auf Ihre Fähigkeiten vertrauen. Und genau überlegt ist es doch so: Sie schielen ja nicht zugleich auf das Ganze und auf die Details, sondern wechseln situativ hin und her zwischen dem Ganzen und den vielen Einzelheiten. Genau so, wie Sie es am Strand längs des Spülsaums täten. Übertragen auf das Zuhören sind dies die Regeln, um Gesprächsbernsteine zu finden:

1. Sich mit offenem Blick auf die Situation und die Gegebenheiten einlassen.
2. Innerhalb der Grenzen der eigenen Erkenntnisfähigkeit den eigenen Möglichkeiten und Fähigkeiten vertrauen.

3. Dem Verlauf des Gesprächs folgen.
4. Den Gesprächskontext im Auge behalten.
5. Auftrag und Kontrakt berücksichtigen, ohne sich von ihnen beherrschen zu lassen.
6. Distanz zu den eigenen Gefühlen und Rollenanforderungen wahren.
7. Interessantes prüfen, beiseitelegen oder behalten.

Beim Zuhören helfen diese Fragen:
1. Wer sagt es? Was wissen Sie über diese Person? Wie geht es ihr gerade?
2. Was sagt sie? Und zwar: Was genau?
3. Wie sagt sie es? Wie klingt es für Sie? Welche redebegleitenden Signale gibt sie?
4. Warum sagt sie es? Welchen Anlass nennt sie? Was wissen Sie?
5. Wozu sagt sie es? Was sind ihre (möglicherweise unbewussten) rationalen, emotionalen und sozialen Ziele?

Ein Vorteil dieser Vorgehensweise ist, dass sie Sie fast zwangsläufig vor unachtsamem Interpretieren schützt. Und Ihnen wird bei Ihrer Übung auffallen, dass Ihre Filter und Handlungsmuster nur darauf warten, Ihre Aufmerksamkeit zu lenken oder Beobachtungen mit Bewertungen zu versehen. Denn beim Anwenden der fünf Kern-W's warten diese Verführungen auf Sie:
1. Wer: Ihre Ideen über den anderen versperren den Blick auf weitere Einschätzungen seiner Persönlichkeit, seiner Motive, seiner Absichten.
2. Was: Ihre Ideen über den Gesprächsgegenstand verleiten Sie zu voreiligen Schlüssen.
3. Wie: Die Art und Weise, wie Ihre Partnerin mit Ihnen spricht, löst Gedanken und Gefühle aus, die Ihre Wahrnehmung unbewusst einfärben.
4. Warum: Egal, was Ihr Partner als Anlass nennt, haben Sie natürlich eigene Ideen darüber, denen Sie mehr Glauben schenken könnten.
5. Wozu: Ihre Annahmen über die wahren oder unbewussten Anliegen oder Ziele können stärker sein als die vom Partner genannten.

Beim aufmerksamen Zuhören müssen Sie deshalb die Leistung vollbringen, die Analyse des Gehörten deutlich von dessen Interpretation zu trennen. Wie gesagt, soll diese Trennung Sie nicht davon abhalten, zu interpretieren, Hypothesen zu formulieren und systemisch zu arbeiten, aber Sie sollen die Aufmerksamkeit dafür und die Kontrolle darüber haben.

Mit etwas Übung kann Ihr Gehirn es in Sekundenbruchteilen schaffen, freies Hören von interpretierendem Hören zu trennen. In der Übungsphase helfen Sie sich mit einem Leitsatz, der Sie vor dem vorschnellen Interpretieren bewahrt. Das könnte ein Satz oder innerlicher Ausruf sein wie

- »Interessant!«
- »Faszinierend!«
- »Achtung! Zahlen, Daten Fakten!«
- »Stopp! Interpretationsfalle!«

Dieser Merksatz oder innere Ausruf wird Ihnen auch später in anspruchsvollen Situationen behilflich sein.

> Formulieren Sie einen individuellen »Interpretationsverhinderungssatz« oder kurzen inneren Weckruf, wie oben vorgestellt, der Sie dabei unterstützen wird, das voreilige Interpretieren in Schach zu halten, und üben Sie, ihn beim analytischen Zuhören anzuwenden!

Um beim Zuhören ein Meister zu werden, brauchen Sie Zeit, Geduld – und am besten einen Plan. Menschen, die lieber flexibel und spontan als planvoll und strukturiert lernen, werden nach dem Prinzip des situativ fokussierten Zuhörens vorgehen. Das geht natürlich auch, verlangt aber mehr Aufmerksamkeit und Disziplin in herausfordernden Situationen –, eben weil dafür kein Plan existiert. Sollten Sie einen Lernplan formulieren wollen, helfen Ihnen diese fünf Leitfragen:

1. Innerhalb welcher Zeitspanne möchte ich welche Erkenntnisse gewinnen oder Fähigkeiten erwerben?
2. Auf welche Aspekte der Kommunikation möchte ich mich konzentrieren?
3. Welche Anlässe/Situationen/Konstellationen sind besonders interessant für mich? Welche davon eignen sich für den Start ins Lernprogramm?
4. In welcher Reihenfolge oder Gruppierung möchte ich auf die einzelnen Aspekte achten?
5. Wie stelle ich sicher, dass ich auch in herausfordernden Situationen meine emotionale Distanz wahre?

Meine Frage an Sie ist nun, bevor wir den vierten und fünften Schritt gehen: Wie wollen Sie das freie Zuhören angehen?

Für die leichtere Entscheidung habe ich Ihnen ein Flussdiagramm mit den Ausgangspunkten »nein«, »vielleicht« und »ja« entworfen, an dem Sie sich orientieren können (Abbildung 20). Vom Ergebnis abhängig ist Ihr weiteres Vorgehen in 5.1.4 und 5.1.5.

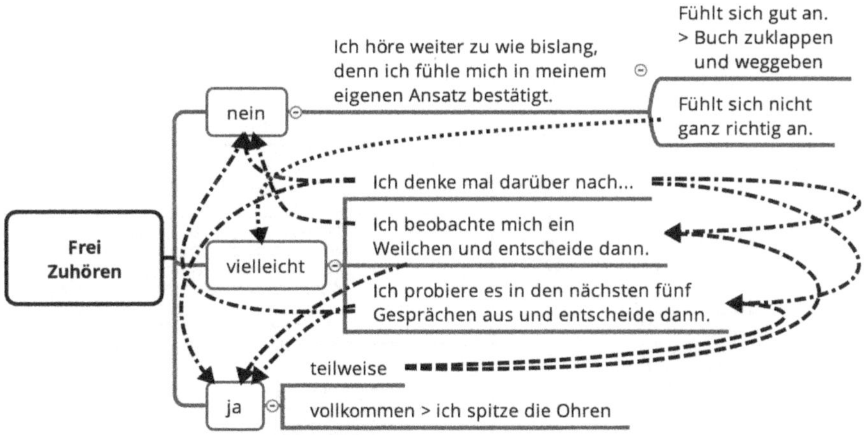

Abbildung 20: Die Wege des freien Zuhörens

ZUR VERTIEFUNG

- Überlegen Sie, wie sehr und auf welche Weise Sie sich auf eine neue Art des Zuhörens einlassen wollen. Bitte denken Sie in Ihrer Entscheidungsfindung auch zurück an Ihre Antworten auf meine Fragen zum Ende des ersten Kapitels, warum, wozu und mit welchem Aufwand Sie etwas Neues lernen wollen.

5.1.4 Eine Wahl treffen

Angenommen, Sie haben sich eben für »Nein« entschieden und hören also weiter auf die Ihnen vertraute Weise zu, von der Sie auch überzeugt sind. Sie haben aber meinen Rat, das Buch wegzulegen, nicht befolgt und lesen einfach weiter. Ich weiß nicht, was ich davon halten soll. Aber wo Sie schon mal hier sind: Werfen Sie einen Blick auf das Flussdiagramm zum Treffen einer Handlungswahl im Beratungsgespräch (Abbildung 21) und überlegen Sie, wie Sie weiter vorgehen wollen!

Angenommen, Sie haben sich für »vielleicht« entschieden: Werfen Sie einen Blick auf das Flussdiagramm und überlegen Sie, worauf Sie beim Beobachten Ihre Aufmerksamkeit lenken möchten oder was genau Sie in den nächsten fünf Gesprächen ausprobieren möchten!

Angenommen, Sie haben »Ja« gesagt: Werfen Sie einen Blick auf das Flussdiagramm und planen Sie Ihr Handeln!

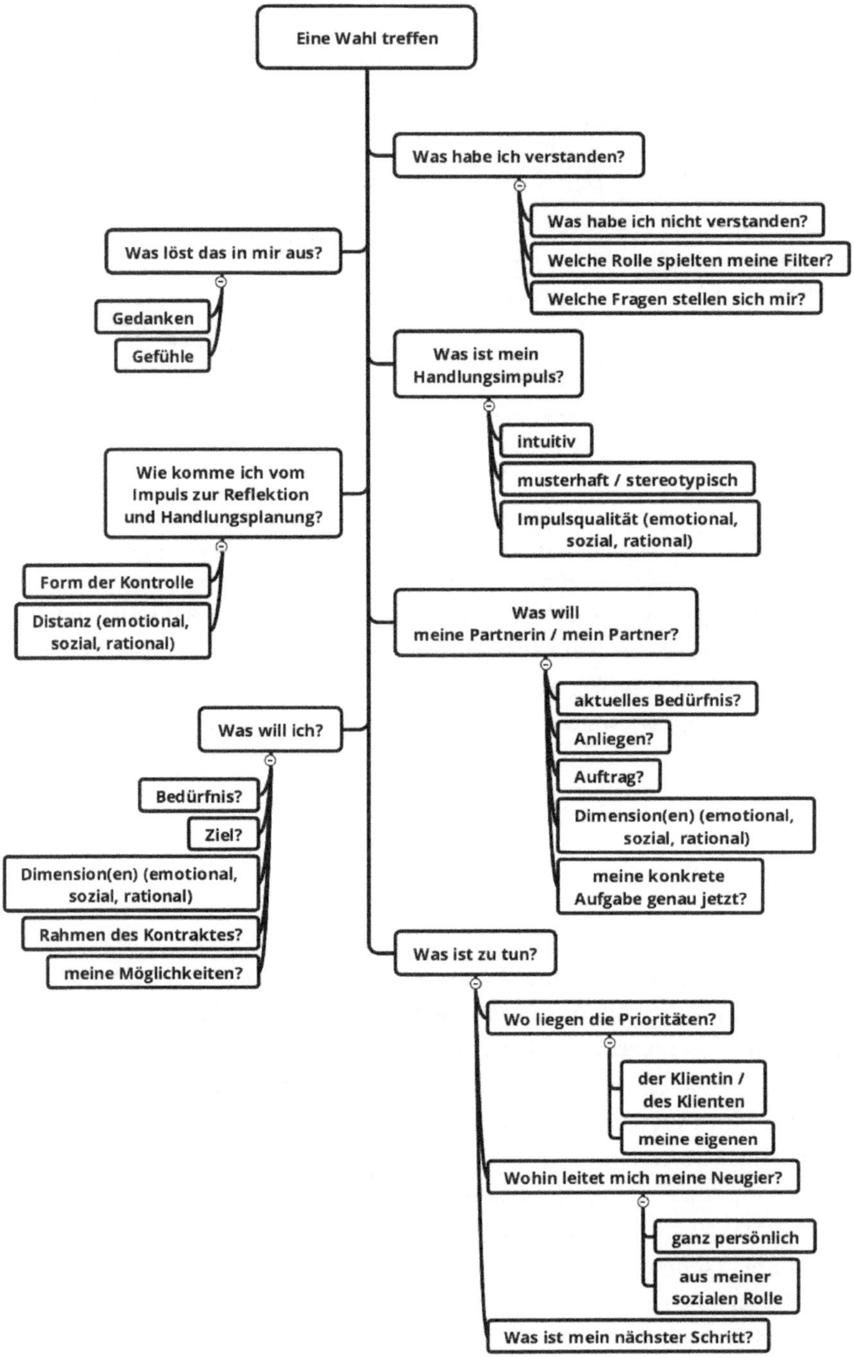

Abbildung 21: Eine Wahl treffen

In weniger anspruchsvollen Situationen, in entspannten Kontexten oder in routinierten Gesprächen läuft dieser Prozess innerhalb von Sekundenbruchteilen im Hintergrund ab. In komplexen oder sehr wichtigen Gesprächssituationen hingegen wird sich sogar die sehr geübte und erfahrene Zuhörerin etwas Zeit für jeden dieser Schritte nehmen. Zu bedenken sind auch diese Aspekte:

- Nur hinzuhören als Handlungsoption kann von Anliegen, Auftrag und Kontrakt ausgeschlossen sein, bzw. gehört die Entscheidung über die Balance oder das situativ »richtige« Handeln zu den Rollenanforderungen der Beratenden. Wir sind die Profis für die Entscheidung!
- Wie definieren Kontrakt sowie situativer Kontext unsere Position zwischen den Polen »Zuhören« und »Anbieten«?
- Welche konkreten Anforderungen werden durch die Rolle »Therapeut«, »Coach« oder »Berater« an uns herangetragen?

Aber gehen wir die einzelnen Schritte doch einmal anhand eines Beispiels durch: Der Klient, Abteilungsleiter in einem Dienstleistungsunternehmen, ist anlässlich der von seinen Mitarbeitern, Kollegen und Führungskräften immer wieder stark kritisierten ruppigen Art in Konfliktsituationen ins Coaching gekommen. Mit seinem direkten Vorgesetzten hat er vereinbart, dass er nach einer Lösung dafür suchen will, seinen Kommunikationsstil an die Unternehmenswerte anzupassen. Sein Anliegen hat er so formuliert: Besser zu verstehen, was ihn impulsiv aufbrausen lässt und wie er auch »sozial verträglicher« handeln könnte, ohne seine Ziele aufzugeben und sich selbst untreu zu werden. Sein Auftrag an mich: Handlungsoptionen für kritische Situationen erarbeiten, die ihm helfen, seine Impulsivität und seinen Sarkasmus zu zügeln, um auf diese Weise vom Gegenüber in der Sache leichter und bereitwilliger verstanden zu werden. Unser Kontrakt: Konkrete, aktuelle Beispiele betrachten, die Gesprächsverläufe analysieren, prüfen, an welchem Punkt das Gespräch »kippte« und Handlungsoptionen definieren, die kritische Gespräche ruhig und sachlich verlaufen lassen können.

Bereits in der zweiten Sitzung lag eine interessante Wirklichkeit zur Prüfung auf dem Tisch: Der Klient formulierte das Dilemma, dass er einerseits viel Wert auf menschliche und berufliche Anerkennung lege, dass er gerne mit Menschen arbeite, gerne mit ihnen lache und auch »ein guter Kerl« sei, andererseits aber einen hohen Leistungsanspruch an sich und andere habe, ihn deshalb fachlich und methodisch unprofessionelles Handeln sehr ärgere und dass er sich die laute, ruppige, sarkastische Ansprache nicht nur gönne, sondern sie auch vollkommen angemessen finde. Auf meine Frage, wie er mit diesem scheinbaren Widerspruch vor dem Hintergrund des Auftrags umgehen wolle, sagte er breit lachend: »Ja, sagen Sie's mir! Die haben's ja so verdient und anders dringe ich nicht durch. Manchmal muss man einfach schreien, damit man ernst genommen wird.«

1. Was habe ich verstanden?
   Auf der Interpretationsebene habe ich aber sowas von schnell verstanden, dass hier ein Klient sitzt, der nichts ändern will, weil er sich nicht gesehen fühlt, frustriert ist von der mangelnden Professionalität der Kollegen und der sich zudem in der Rolle des hemdsärmeligen Remplers gefällt. Auf der sprachlichen Ebene habe ich verstanden, dass »Sagen Sie es mir« sowohl eine Bitte um Unterstützung als auch ein Hinweis auf die Vergeblichkeit des Unterfangens sein könnte, dass seine Mitarbeiter, Kollegen und Vorgesetzten selbst verantwortlich für seine Reaktion sind (und dass nach gängigem Wortgebrauch auch die Idee einer gerechten Strafe mit im Raum stehen könnte), dass er das Laute, Provozierende als einzigen Weg, sich verständlich zu machen versteht, und dass bestimmte Situationen und menschliche Konstellationen das Laute, Emotionale, Konfrontative als Weg zum Respekt erzwingen.
2. Was löst das in mir aus?
   Eine Mischung aus Freude über eine gute Erklärung für sein beharrlich nonkonformes Verhalten, Bestürzung über die scheinbare Hilflosigkeit und Trauer, bzw. Irritation über die Möglichkeit, dass der Klient sein Handeln vollkommen gerechtfertigt sehen könnte, und ein leichtes Gefühl der Müdigkeit aus Sorge darum, dass ein gutes Ergebnis des Coachings in weiter Ferne liegen könnte.
3. Was ist mein Handlungsimpuls?
   Sofort dazu Stellung nehmen, also etwa mein Verständnis und meine Einschätzung mitteilen, vielleicht auch humorvoll kommentieren, oder den Ball zurückspielen.
4. Wie komme ich vom Impuls zur Reflexion und Handlungsplanung?
   Mit meinem Stopperleitsatz »Innehalten bei Irritierendem!«
5. Was will meine Partnerin?
   Ich weiß es nicht.
6. Was will ich?
   Ich möchte vorerst dem Kontrakt dienen und mit dem Klienten nach Lösungen suchen, die allen Beteiligten gerecht werden.
7. Was ist zu tun?
   Die Klientenwelt (besser) verstehen, also in diesem konkreten Kontext mit diesem Klienten abwarten, bis der Klient weiterspricht, oder mit einer paraverbalen Äußerung wie »Aha?« oder »mm-m.« zum Weitersprechen zu ermuntern. Konstruktive Frage, Kommentar, Gegenrede wären im aktuellen Kontext weniger angemessen.

- Was fällt Ihnen zu diesem Beispiel ein? Gerne auch, zu welchen anderen Gedanken und Entscheidungen Sie gekommen wären.
- Wäre es aus Ihrer Sicht angeraten, in der Rolle einer Therapeutin oder eines Beraters anders zu handeln?
- Haben Sie ein eigenes Beispiel, an dem Sie den Prozess einmal durchspielen wollen?

5.1.5 Handeln

Diesen Abschnitt können wir kurz halten, denn Sie haben bereits alles, was Sie brauchen:
- Sie haben sich ein deutlicheres Bild von den Herausforderungen gemacht, die aus dem Wissen um die Konstruktion von Wirklichkeit und dem Anspruch, zu einer hilfreichen Wirklichkeit zu gelangen, entstehen.
- Sie haben sich die Beschaffenheit und Funktionsweise von Sprache genauer angesehen und daraus Möglichkeiten abgeleitet, wie Sie mit deutlichem Fokus auf das Gesagte einen weiteren Zugang zum besseren Verstehen der Gedanken- und Gefühlswelten Ihrer Klientinnen erhalten können.
- Sie haben sich mit einigen originär systemischen Methoden und weiteren, systemisch anwendbaren Methoden beschäftigt, die sich besonders gut in Verbindung mit linguistisch fundiertem Zuhören einsetzen lassen.
- Sie sind in Gedanken die ersten vier Schritte zur Leichtigkeit gegangen.

Der fünfte Schritt zur Leichtigkeit ist nun das eigene Handeln auf Grundlage linguistischer und systemischer Erkundung der Klientenwelt.

Ich finde es immer hilfreich, mir bei der Handlungsplanung und der tatsächlichen Handlung diese Fragen zu stellen:
- Welches Gefühl möchte ich auslösen? (Herz)
- Welcher Gedanke soll entstehen? (Kopf?)
- Welche Handlung will ich bewirken? (Hand)

Es könnte sinnvoll sein, sich beim Handeln genau zu überlegen,
- welche Sprachhandlung am angemessensten und zugleich am wirksamsten sein könnte,
- welche Wörter genau Sie wählen wollen,
- wie Sie Ihren (Frage-)Satz konstruieren wollen und
- mit welcher systemischen Methode Sie eventuell arbeiten wollen

Hierbei könnte es hilfreich sein, sich an dieses Fundament Ihres Handelns zu erinnern (Abbildung 22). Das Grundfundament ist errichtet aus Ihren ethischen Prinzipien, Ihrer Haltung und Ihren Überzeugungen. Darauf gesetzt ist die zweite Fundamentebene, bestehend aus Anlass, Anliegen, Auftrag und Kontrakt. Hierauf gründet die dritte Fundamentebene, bestehend aus Rolle und Aufgaben samt Rechten und Pflichten. Die vierte und letzte Fundamentebene besteht aus Ihrer Wahl und Anwendung der Methoden:

Handeln
Wahl und Anwendung der Methoden
Rolle > Aufgaben > Rechte und Pflichten
Anlass - Anliegen - Auftrag - Kontrakt
Ethik - Haltung - Überzeugungen

Abbildung 22: Das Handlungsfundament

ZUR VERTIEFUNG

- Überlegen Sie, an welchen ethischen Prinzipien Sie sich orientieren, in welcher Grundhaltung zu sich selbst und zu Ihrer Tätigkeit Sie agieren, und welche Überzeugungen Ihnen dabei den Rücken stärken.
- Nutzen Sie bei jedem Gespräch die Möglichkeit, immer wieder zu Anlass, Anliegen, Auftrag und Kontrakt zurückzuschauen, um hierdurch Sicherheit in der Orientierung zu erhalten.
- Prüfen Sie laufend, ob die Ideen und Vereinbarungen über die jeweiligen Rollen samt deren Aufgaben, Rechten und Pflichten noch übereinstimmen.
- Denken Sie an unsere fortwährende Diskussion über den Sinn, den Wert, und die Anwendungsweise von Methoden in der beraterischen Arbeit.

5.2 Ins Gleiten kommen

Wenn ich davon spreche, ins Gleiten zu kommen, denke ich als Küstenbewohner und Segler an ein Segelboot oder ein Motorboot, dessen Rumpf sich durch Kraft, Geschwindigkeit und Geschick aus dem Wasser auf das Wasser hebt. Und plötzlich geht's ganz leicht. Denken Sie bei meinen Worten gerne auch an etwas anderes, z. B. ans Skilaufen, ans Rodeln, ans Schlittschuhlaufen oder meinetwegen auch an den schönen Schwung eines Wischmopps auf dem Küchenfußboden. Denken Sie an Leichtigkeit!

Um sich diese Leichtigkeit zu sichern und zu bewahren, biete ich Ihnen an, zum Abschluss dieses Buches einen letzten, freundlichen Blick auf einen wichtigen Mitspieler in der gelingenden Kommunikation zu werfen: Sie selbst! Zu diesem Zweck habe ich drei Perspektiven ausgewählt:

1. nachhaltigen Lernerfolg
2. Liebe zu sich selbst und Selbstfürsorge
3. Gelassenheit

Also los:

Nachhaltiger Lernerfolg

Es dürfte Sie an dieser Stelle nicht mehr überraschen, wenn ich Ihnen sage: Letztlich führen weniger tiefes Fachwissen und ausgeklügelte Methoden als vielmehr die richtige Haltung zum Gelingen beratender Kommunikation. Aus meiner Sicht besteht diese Haltung aus echter, offener Neugier und aufrichtig empfundener Zugewandtheit. Für Sie wird es vielleicht etwas anders liegen, aber was das Lernen und das Sichern der Lernerfolge angeht, werden wir uns wohl einig sein, dass diese Gelingensbedingungen erfüllt sein sollten:

- Das Gefühl muss angesprochen worden sein.
- Der Nutzen muss erkannt worden sein.
- Ein gangbarer Weg muss gefunden worden sein.
- Das Lernen braucht eine gewisse Struktur und ein wenig Fleiß schadet auch nicht.

Wenn wir gemeinsam nicht die ersten drei Bedingungen halbwegs zufriedenstellend erfüllt hätten, würden Sie diese Zeilen nicht lesen. Und wenn Sie fleißig waren und überall dort, wo ich Sie zur Erkundung eingeladen habe, Antworten für sich erarbeitet haben, werden Sie eine volle Schatztruhe aus guten Erkenntnissen besitzen. Werfen Sie einen Blick in diesen Glitzerglanz und nehmen Sie die Schmuckstücke der Erkenntnis heraus, die als Antwort zu diesen Fragen »Ich!« rufen:

- Wer von euch war ganz überraschend und neu?
- Wer von euch hat mich verwirrt?
- Wer von euch hat mich irritiert?
- Wer von euch ist für mich besonders attraktiv?
- Wer von euch lässt sich leicht in die Tat umsetzen?

Und was die Struktur angeht: Fertigen Sie sich noch heute, oder spätestens am nächsten Wochenende einen Lernplan an, der diese Aspekte berücksichtigt:

- die Schmuckstücke der Erkenntnis – Ihr Gehirn hat sie bereits ohne Ihr Zutun als besonders beachtenswert ausgewählt!
- Ihre Lernvorlieben
- Ihre Entscheidung, welche Seite des Handwerkerdreiecks (Abbildung 3) Sie als Richtlinie für Ihr Lernen wählen wollen
- die Möglichkeiten zur Erkundung und Erprobung in der Praxis

Auf dieser Basis erstellen Sie, wenn Sie es ganz perfekt machen möchten, einen entsprechenden Lernplan, der über einen sinnvollen Zeitverlauf angibt, wann Sie sich auf welche Weise mit welchem Thema beschäftigen möchten. Es könnte auch sein, dass Sie es als sinnvoll und hilfreich erachten, einige Themen mit in die Supervision oder Intervision zu nehmen. Welche könnten das sein?

Liebe zu sich selbst und Selbstfürsorge

Und wo wir schon bei der Qualitätssicherung sind, hier einige Worte zum Umgang mit sich selbst.

Die meisten Menschen in beratenden Berufen können vieles gut, aber eines mit großer Sicherheit eher schlecht: bei aller Zuwendung und Fürsorge auch an sich selbst zu denken. Hier an der Küste gibt es einen ganz pragmatischen Merksatz, der uns helfen kann, auch gut auf uns selbst zu achten:

> »Eine Hand für den Mann, eine Hand für das Schiff.«

Es ist eine sehr wichtige Regel. Wenn die Besatzung über Bord geht, ist das Schiff verloren. Deshalb auch nennt diese uralte Seemannsregel den Menschen zuerst. Übertragen auf die beratende Arbeit könnten diese Merksätze dabei behilflich sein, dass Sie mit sich selbst freundlich und liebevoll umgehen:

- Lassen Sie, was nicht zu Ihnen passt (so durchaus auch Tipps und Empfehlungen aus diesem Buch).
- Behalten Sie bei aller Zugewandtheit und Partnerschaftlichkeit Ihre Werte, Ihre Überzeugungen und Ihre Handlungsvorlieben im Blick.
- Tun Sie, was sich gut anfühlt und sinnvoll scheint.
- Gehen Sie großzügig mit sich um, haben Sie Verständnis für Ihre Schwächen und Fehlhandlungen.
- Bleiben Sie echt. Stehen Sie zu sich selbst.
- Gönnen Sie sich genug Pausen.

Gelassenheit
Ach, und diese Gedanken passen doch ganz gut zur Gelassenheit. Ich weiß nicht, was Sie unter Gelassenheit verstehen, wenn Sie an gelingende Kommunikation denken. Ich verbinde damit diese Gefühle und Handlungsweisen:

- Loslassen
- Grundvertrauen
- Vertrauen in die eigenen, fachlichen und methodischen Fähigkeiten
- sich Verlassen auf die persönlichen Stärken
- Feinfühligkeit und Fingerspitzengefühl
- sich auf die Stimmung einlassen
- mit der Dynamik eines Gesprächs gehen statt gegen sie
- Vertrauen in den guten Ausgang
- Humor

Ihnen fallen sicherlich ähnliche oder auch andere Assoziationen ein. Halten Sie doch kurz inne und überlegen Sie!

Und nun wünsche ich Ihnen viel Erfolg dabei, in Ihren Gesprächen zum Gelingen von Kommunikation beizutragen mit Leichtigkeit im Herzen, Klarheit im Denken und Besonnenheit im Handeln!

Literatur

Adamzik, K. (2010). Sprache: Wege zum Verstehen (3., überarb. Aufl.). Tübingen: Francke/UTB.

Bindernagel, D., Krüger, E., Rentel, T., Winkler, P. (Hrsg.) (2018). Schlüsselworte. Idiolektische Gesprächsführung in Therapie, Beratung und Coaching (3. Aufl.). Heidelberg: Carl-Auer.

Berger, P., Luckmann, T. (1966). The social construction of reality. New York: Doubleday.

Bethmann, S., Helfferich, C., Hoffmann, H., Niermann, D. (Hrsg.) (2012). Agency. Qualitative Rekonstruktionen und gesellschaftheoretische Bezüge von Handlungsmächtigkeit. Weinheim/Basel: Beltz.

Brandom, R. B. (2004). Making it explicit (3rd ed.). Cambridge (Mass.)/London: Harvard University Press.

Bühler, K. (1934). Sprachtheorie. Die Darstellungsfunktion der Sprache. Jena: Gustav Fischer.

Büscher, S. (2024). Lebenswege. Bilderwerkstatt. 60 Bildkarten für Therapie und Beratung. Weinheim: Beltz.

Caby, A., Caby, F. (2023). Systeme visualisieren: Das Familienbrett und andere kreative Darstellungen. In T. Levold, M. Wirsching (Hrsg.), Systemische Therapie und Beratung – das große Lehrbuch (5. Aufl., S. 241–246). Heidelberg: Carl-Auer.

Campbell, J. (2008). The hero with a thousand faces (3rd ed.). Novato (CA): New World Library.

Deppermann, A. (2006). Von der Kognition zur verbalen Interaktion. In A. Deppermann, T. Spranz-Fogasy (Hrsg.), be-deuten: Wie Bedeutung im Gespräch entsteht (2. Aufl., S. 11–33). Tübingen: Stauffenburg.

Dickhäuser, O. (2009). Selbstkonzept der Begabung. In V. Brandstätter, H. Otto (Hrsg.), Handbuch der Allgemeinen Psychologie – Motivation und Emotion (S. 58–63). Göttingen: Hogrefe.

Dräger, M. (2017). Karl Bühler und die Kommunikation: Das Organon-Modell in der Kommunikationsberatung. In M. Dräger, M. Kuhnhenn (Hrsg.), Sprache in Rede, Gespräch und Kommunikation. Linguistisches Wissen in der Kommunikationsberatung (S. 67–93). Frankfurt a. M.: Peter Lang.

Einstein, A. (1934). Mein Weltbild. Amsterdam: Querido.

Ekman, P. (2003). Emotions revealed. New York: St. Martins Griffin.

Fiehler, R., Schmitt, R. (2010). »Gesprächstraining«. In K. Knapp et al. (Hrsg.), Angewandte Linguistik: ein Lehrbuch (S. 341–361). Tübingen/Basel: Francke.

Foerster, H. von, Pörksen, B. (2004). Wahrheit ist die Erfindung eines Lügners. Gespräche für Skeptiker (6. Aufl.). Heidelberg: Carl Auer.

Frei, M. (2025). Werkzeugkoffer für Systemische Beratung und Therapie. Dortmund: verlag modernes lernen.

Freud, S. (1916–17/1948). Vorlesungen zur Einführung in die Psychoanalyse. In A. Freud (Hrsg.), Sigmund Freud: Gesammelte Werke. Chronologisch geordnet (Bd. 11). London: Imago.

Goes, S. (2001). »Das ›nicht‹ war zu leise!« Untersuchungen zur kommunikativen Verarbeitung von Abweichungen in Gesprächen. Göttingen: Duehrkohp & Radicke.

Goes, S. (2017). Warum linguasystemische Gesprächssteuerung »Sprachmagie« heißen muss. In M. Dräger, M. Kuhnhenn (Hrsg.), Sprache in Rede, Gespräch und Kommunikation. Linguistisches Wissen in der Kommunikationsberatung (S. 29–46). Frankfurt a. M.: Peter Lang.

Goes, S. (2024). Erfolgsfaktor Zuhören. So überzeugen Sie spielend in jeder Situation. Freiburg/München/Stuttgart: Haufe.

Goffman, E. (1959/1990). The presentation of self in everyday life. London: Penguin Books.

Graf, E.-M., Scarvaglieri, C., Spranz-Fogasy, T. (Hrsg.) (2019). Pragmatik der Veränderung. Problem- und lösungsorientierte Kommunikation in helfenden Berufen. Tübingen: Narr Francke Attempto.

Holler, J., Kendrick, K. K., Casillas, M., Levinson, S. C. (Eds.) (2016). Turn-taking in human communicative interaction. Lausanne: Frontiers Media.

Kahneman, D. (2011). Thinking, fast and slow. New York: Farrar, Straus and Giroux.

Kahneman, D., Tversky, A. (1979). Prospect theory: an analysis of decision under risk. Econometrica, 47, 263–291.

Kaufmann, T. (2024). Strategiewerkzeuge aus der Praxis. Band 2: Optionenfindung, Strategieentwicklung und Umsetzung. Heidelberg: Springer.

Kersting, H. J. (1991). Intervention. Die Störung unbrauchbarer Wirklichkeiten. In T. Bardmann, H.-J. Kersting, H.-C. Vogel, B. Woltmann (Hrsg.), Irritation als Plan. Konstruktivistische Einredungen (S. 108–133). Aachen: Kersting.

Kindl-Beilfuß, C. (2025). Fragen können wie Küsse schmecken. Systemische Fragetechniken für Anfänger und Fortgeschrittene (13. Aufl.). Heidelberg: Carl-Auer.

Kindt, W. (2006). Koordinations-, Konstruktions- und Regulierungsprozesse bei der Bedeutungskonstitution: Neue Ergebnisse der Dynamischen Semantik. In A. Deppermann, T. Spranz-Fogasy (Hrsg.), be-deuten: Wie Bedeutung im Gespräch entsteht (2. Aufl., S. 34–58). Tübingen: Stauffenburg.

Klein, R., Kannicht, A. (2020). Einführung in die Praxis der systemischen Therapie und Beratung (4. Aufl.). Heidelberg: Carl-Auer.

Kleist, H. von (1805–1806/1878/2024). Über die allmähliche Verfertigung der Gedanken beim Reden. Wikipedia-Eintrag. https://de.wikipedia.org/wiki/%C3%9Cber_die_allm%C3%A4hliche_Verfertigung_der_Gedanken_beim_Reden (Zugriff am 12.06.2025).

Knapp, K. et al. (Hrsg.) (2010). Angewandte Linguistik: ein Lehrbuch. Tübingen/Basel: Francke.

Krause, F., Storch, M. (2018). Ressourcen aktivieren mit dem Unterbewussten (2., überarb. u. erw. Aufl.). Bern: Hogrefe.

Langenmayr, A. (1997). Sprachpsychologie. Ein Lehrbuch. Göttingen: Hogrefe.

Levinson, S. C. (1983). Pragmatics. Cambridge (Mass.): Cambridge University Press.

Levinson, S. C. (2000). Presumptive meanings. The theory of generalized conversational implicature. Cambridge (Mass.): Cambridge University Press.

Levold, T. (2008). Person, Selbst, Mitgliedschaft – Zur Konzeptualisierung des Gegenüber in der Systemischen Therapie. Kontext – Zeitschrift für systemische Perspektiven, 39, 127–142.

Levold, T. (2023). Radikaler Konstruktivismus. In T. Levold, M. Wirsching (Hrsg.), Systemische Therapie und Beratung – das große Lehrbuch (5. Aufl., S. 58–60). Heidelberg: Carl-Auer.

Levold, T., Wirsching, M. (Hrsg.) (2023). Systemische Therapie und Beratung – das große Lehrbuch (5. Aufl.). Heidelberg: Carl-Auer.

Lieb, H. (2020). Werkzeug Sprache in Therapie, Beratung und Supervision. Das Grundlagenbuch. Göttingen: Vandenhoeck & Ruprecht.

Lieb, H. (2021). Werkzeug Sprache in Therapie, Beratung und Supervision. Das Arbeitsbuch. Göttingen: Vandenhoeck & Ruprecht.

Ludewig, K. (1987a). 10 + 1 Leitsätze bzw. Leitfragen. Grundzüge einer systemisch begründeten klinischen Theorie im psychosozialen Bereich. Zeitschrift für systemische Therapie, 5, 178–191.
Ludewig, K. (1987b). Vom Stellenwert diagnostischer Maßnahmen in systemischem Verständnis von Therapie. In G. Schiepek (Hrsg.) (1987), Systeme erkennen Systeme. Individuelle, soziale und methodische Bedingungen systemischer Diagnostik (S. 231–249). München/Weinheim: Psychologie-Verlags-Union.
Ludewig, K. (1997). Systemische Therapie (4. Aufl.). Stuttgart: Klett-Cotta.
Ludewig, K. (2000). Das Familienbrett – Theorie, Methode, Entwicklungen. In K. Ludewig, U. Wilken (Hrsg.), Das Familienbrett – Ein Verfahren für die Forschung und Praxis mit Familien und anderen sozialen Systemen (S. 13–36). Göttingen: Hogrefe.
Ludewig, K. (2011). Psychische Systeme – ein nützliches Konzept für die systemische Praxis? Familiendynamik, 36, 222–238.
Ludewig, K. (2021). Einführung in die theoretischen Grundlagen der systemischen Therapie (4. Aufl.). Heidelberg: Carl-Auer.
Ludewig, K. (2023). Theorie autopoietischer Systeme – Humberto Maturana. In T. Levold, M. Wirsching (Hrsg.), Systemische Therapie und Beratung – das große Lehrbuch (5. Aufl., S. 61–64). Heidelberg: Carl-Auer.
Ludewig, K., Wilken, U. (2000a). Vorwort. In K. Ludewig, U. Wilken (Hrsg.), Das Familienbrett – Ein Verfahren für die Forschung und Praxis mit Familien und anderen sozialen Systemen (S. 7–8). Göttingen: Hogrefe.
Ludewig, K., Wilken, U. (2000b). Hinweise zur Anwendung – eine Übersicht. In K. Ludewig, U. Wilken (Hrsg.), Das Familienbrett – Ein Verfahren für die Forschung und Praxis mit Familien und anderen sozialen Systemen (S. 163–168). Göttingen: Hogrefe.
Luhmann, N. (1981). Soziologische Aufklärung. Teil: 3: Soziales System, Gesellschaft, Organisation. Opladen: Westdeutscher Verlag.
Luhmann, N. (2001). Aufsätze und Reden. Hrsg. Von Oliver Jahraus. Stuttgart: Reclam.
Luhmann, N. (2004). Einführung in die Systemtheorie. Heidelberg: Carl-Auer.
Luhmann, N. (2005). Einführung in die Theorie der Gesellschaft. Heidelberg: Carl-Auer.
Luhmann, N. (2021). Soziale Systeme. Grundriss einer allgemeinen Theorie (18. Aufl.). Frankfurt a. M.: Suhrkamp.
Mann, T. (2023). Die Buddenbrooks (15. Aufl.). Frankfurt a. M.: S. Fischer.
Maturana, H. R., Pörksen, B. (2002). Vom Sein zum Tun. Die Ursprünge der Biologie des Erkennens. Heidelberg: Carl-Auer.
Merten, R. (2020). Changemanagement für Hochschulabsolventen. Opladen/Toronto: Verlag Barbara Budrich.
Michalko, M. (2006). Tinkertoys. Handbook of creative-thinking techniques (2nd edition). Berkeley: Ten Speed Press.
Moen, R., Norman, C. (2009). Evolution of the PDCA cycle. The Proceedings of the 7th ANQ Congress, Tokyo, September 17, 2009. https://www.researchgate.net/publication/228475044_Evolution_of_the_PDCA_cycle (Zugriff am 23.06.2025).
Mondada, L. (2007). *Turn taking* in multimodalen und multiaktionalen Kontexten. In H. Hausendorf (Hrsg.) (2007), Gespräch als Prozess. Linguistische Aspekte der Zeitlichkeit verbaler Interaktion (S. 247–277). Tübingen: Narr.
Patrzek, A. (2021). Systemisches Fragen. Professionelle Fragekompetenz für Führungskräfte, Berater und Coaches (3. Aufl.). Wiesbaden: Springer.
Pittner, K. (2025). Einführung in die germanistische Linguistik (3., vollst. aktual. Aufl.). Bielefeld: wbv.
Rentel, T. (2018). Resonanz und Schlüsselworte. In D. Bindernagel, E. Krüger, T. Rentel, P. Winkler (Hrsg.), Schlüsselworte. Idiolektische Gesprächsführung in Therapie, Beratung und Coaching (3. Aufl., S. 47–55). Heidelberg: Carl-Auer.

Roth, G. (1994). Das Gehirn und seine Wirklichkeit. Frankfurt a.M.: Suhrkamp.
Sacks, H., Schegloff, E., Jefferson, G. (1974). A simplest systematics for the organization of turn-taking for conversation. Language, 50 (4), Part 1, 696–735.
Scarvaglieri, C. (2013). »Nichts anderes als ein Austausch von Worten«. Sprachliches Handeln in der Psychotherapie. Berlin/Boston: DeGruyter.
Shannon, C.E., Weaver, W. (1949). The Mathematical Theory of Communication. Urbana (Ill.): University of Illinois Press.
Scherm, M., Sarges, W. (2019). 360°-Feedback (2., überarb. u. erw. Aufl.). Göttingen: Hogrefe.
Schiller, F. (Hrsg.) (1796). Musenalmanach für das Jahr 1797. Tübingen: J.G. Cotta.
Schmid, B. (1990/2002). Persönlichkeitscoaching – Beratung der Person in ihren Organisations-, Berufs-, und Privatwelten (ISB-Schrift Nr. 06). Hernsteiner 1, S. 12–15. Wien.
Schlippe, A. von, Schweitzer, J. (2016). Lehrbuch der systemischen Therapie und Beratung I & II (3. Aufl.). Göttingen: Vandenhoeck & Ruprecht.
Schwing, R. (2023). Allgemeine Grundlagen systemischer Praxis. In T. Levold, M. Wirsching (Hrsg.), Systemische Therapie und Beratung – das große Lehrbuch (5. Aufl., S. 151–174). Heidelberg: Carl-Auer.
Simon, F.B., Rech-Simon, C. (2023). Zirkuläres Fragen. Systemische Therapie in Fallbeispielen (15. Aufl.). Heidelberg: Carl-Auer.
Taylor, T.J. (1992). Mutual misunderstanding. Scepticism and the theorizing of language and interpretation. Durham/London: Duke University Press.
Tomm, K. (2018). Die Fragen des Beobachters. Schritte zu einer Kybernetik zweiter Ordnung in der systemischen Therapie (6. Aufl.). Heidelberg: Carl-Auer.
Tversky, A. (1977). On the elicitation of preferences: descriptive and prescriptive considerations. In D. Bell, R.L. Kenney, H. Raiffa (Eds.), Conflicting objectives in decisions (pp. 209–222). New York: Wiley.
Tversky, A., Kahneman, D. (1981). The framing of decisions and the psychology of choice. Science, 211, 453–458.
Watzlawick, P. (1983). The situation is hopeless, but not serious: the pursuit of unhappiness. New York: W.W. Norton.
Watzlawick, P., Beavin Bavelas, J., Jackson, D.D. (1967). Pragmatics of human communication. A study of interactional patterns, pathologies, and paradoxes. New York: W.W. Norton.
White, M. (2007). Maps of narrative practice. New York: W.W. Norton.
White, M., Epston, D. (1990). Narrative means to therapeutic ends. New York: W.W. Norton.
Wilken, U. (2000). Die Bedeutung von Nichtveränderung aus systemischer Sicht. ISS'ES, Zeitschrift des Instituts für systemische Studien, 14, 7–18.